高等院校药学类实验系列教材

药理学实验指导

主 编 李 刚 范 蕾

副主编 刘 洋 高 杰 白图雅

编 委（按姓氏汉语拼音排序）

白图雅 常福厚 范 蕾 高 杰

李 冰 李 刚 刘 洋 吕晓丽

张梦迪

科学出版社

北 京

内 容 简 介

本教材是一部关于药理学及中药药理学实验方法与药理学实验设计的专业参考书。重点介绍了药理学实验中的基本方法、通用技术与实验设计原则。全书共分为四章，分别介绍了药理学实验基础知识、药理学实验内容、中药药理学实验，以及药理学设计性实验。

本教材是一本实用性参考书，主要面向药学、中药学专业本科生，也可为其他相关专业实验教学提供参考。

图书在版编目（CIP）数据

药理学实验指导/李刚，范蕾主编 . —北京：科学出版社，2024.6
高等院校药学类实验系列教材
ISBN 978-7-03-076525-3

Ⅰ.①药…　Ⅱ.①李…②范…　Ⅲ.①药理学–实验–医学院校–教学参考资料　Ⅳ.① R965.2

中国国家版本馆 CIP 数据核字（2023）第 188707 号

责任编辑：周　园/责任校对：宁辉彩
责任印制：张　伟/封面设计：陈　敬

科学出版社 出版
北京东黄城根北街 16 号
邮政编码：100717
http://www.sciencep.com
天津市新科印刷有限公司印刷
科学出版社发行　各地新华书店经销
*
2024 年 6 月第 一 版　开本：720×1000　1/16
2024 年 6 月第一次印刷　印张：7
字数：164 000
定价：35.00 元
（如有印装质量问题，我社负责调换）

前　言

在药物研究和开发的过程中，药理学实验是至关重要的一环，它为我们提供了关于药物作用机制、药效学、药物代谢和药物相互作用等方面的宝贵信息。因此，熟练掌握药理学实验技能对于从事药物研究的人员来说至关重要。

药理学是研究药物作用机制的学科，在药学专业培养中具有举足轻重的地位，药理学实验不仅有助于学生巩固理论知识，更能够培养学生的实验技能和科学思维，提高对药物作用机制的理解和掌握。通过药理学实验，可以观察药物的药理作用、不良反应，为未来临床实践或科学研究奠定基础。本教材旨在为药学专业学生和研究人员提供一个全面、实用且易于理解的实验指南，帮助他们掌握药理学实验的基本技能和方法。

本教材共分为四章，涵盖了药理学实验的基本知识和技能。第一章介绍了药理学实验的基本概念、原则和实验室安全知识。第二章详细介绍了药理学实验的基本操作技能，包括动物实验、细胞培养等。内容涵盖传出神经系统药理学、中枢神经系统药理学、心血管系统药理学、血液系统药理学以及药代动力学等。其中既有整体动物实验，也有离体动物实验；有药效学实验，也有毒理学实验。第三章重点介绍了中药药理学实验方法，包括单味中药和复方中药的药理作用。第四章系统地阐述了药理学实验中的各种实验设计方法和设计原则。

在编写本教材时，我们力求将理论知识与实际操作相结合，使读者在学习药理学实验技能的同时，能够深入理解药物作用的基本原理。此外，我们还注重实验设计的科学性和实用性，以确保读者在进行药理学实验时能够获得准确、可靠的结果。

由于药理学实验涉及的知识和技术非常广泛，本教材无法涵盖所有的内容。因此，我们建议学生在使用本教材的同时，还要结合其他相关教材和文献进行学习，以便更全面地了解和掌握药理学实验的知识和技能。

编　者
2023 年 8 月

目　　录

第一章 药理学实验基础知识

第一节 药理学实验课的目的和要求

药理学实验课的目的在于通过实验，使学生掌握药理学实验的基本方法，了解获得药理学知识的科学途径，验证药理学中的重要基本理论，更牢固地掌握药理学的基本概念。

实验课中还应培养学生对科学工作的严肃态度、严谨的工作方法，培养学生实事求是的作风。学生应学习实验设计及实验数据统计处理的有关知识，并初步具备客观地对事物进行观察、比较、分析、综合的能力和解决实际问题的能力，为研究开发新药、阐明药物作用机制及发现药物新用途，为其他生命科学的研究探讨奠定初步基础。

为了实现药理学实验的上述目的，要求做到以下几个方面。

一、实验前

1. 认真阅读实验指导，了解每次实验的目的、要求、方法和步骤，理解实验设计原理。

2. 结合实验内容复习有关理论，做到充分理解。

3. 预测实验各步骤的可能结果，对预期的实验结果能做出合理的解释。

4. 注意和估计实验中可能发生的误差并制订防止误差发生的措施。

二、实验时

1. 将实验器材妥善放置，正确装置所需仪器。

2. 严格按照实验的步骤进行操作，准确计算给药量，防止出现差错意外。

3. 认真、细致地观察实验过程中出现的现象，随时记录药物反应的出现时间、表现及结果，联系课堂讲授内容进行思考。

4. 实验过程中，实验条件应始终保持一致，如有变动应加以文字说明。

三、实验后

1. 整理实验仪器和用具，关闭相关电源开关。擦拭本组实验台，洗净擦干手术器械并摆放整齐。按规定妥善处理实验后的动物和标本，为避免下水道堵塞，请将动物笼内的粪便倾倒在垃圾桶内后用水冲洗干净，再放回原位摆放整齐。

2. 整理实验记录，对实验结果进行分析讨论，做出实验结论。

3. 认真撰写实验报告，按时交指导教师评阅。

4. 值日生值日细则。

（1）擦拭窗台、讲桌。

（2）整齐摆放动物笼和盖子。

（3）因实验动物被毛易堵塞水池，每次实验结束后需将水池内漏网中的废弃物倒在垃圾桶内并清洗干净放回。

（4）扫地、拖地（包括室内及室外动物笼附近）、倒垃圾。

四、实验报告的书写要求

实验报告书写内容主要包括对实验现象的真实记录及对实验结果的客观和综合性分析等。书写实验报告的目的是加深实验者对相关原理知识和技术的理解，同时锻炼实验者的逻辑思维和书面表达能力。通过书写实验报告，实验者可以熟悉撰写科学论文的基本格式，因此每完成一次实验都应以科学的态度，严肃认真地撰写实验报告并提交教师。实验报告书写内容包括实验标题、实验目的、实验原理、实验材料、实验方法、实验结果、讨论与结论，其具体书写要求如下。

> 姓名　　　专业　　　班级　　　组别　　　日期

实验标题（title）

实验目的（purpose）

实验原理（principle）

实验材料（materials）

实验方法（methods）

实验结果（results）

讨论与结论（discussion and conclusion）

1. 实验标题（title）的书写，要用最简练的语言反映实验的内容，可以自己根据实验内容拟订，同时要求实验者在实验标题右下方写出实验时间及同组成员。

2. 实验目的（purpose）与实验原理（principle）的书写要精练简短，而且要求在动手实验前能口述下来。

3. 实验材料（materials）通常包括实验对象、试剂及器材，要详细书写种类、名称、规格、数量等，目的是使自己能独立准备该实验，对于一些关键性实验试剂需要标注生产厂家及批号。

4. 实验方法（methods）的书写要抓住重点，按时间顺序真实描述操作过程，当实验结果需要统计处理时，要写明统计分析方法，不可照抄讲义。

5. 实验结果（results）可以用绘图、制表和文字描述等方式对实验原始数据进行科学加工整理。文字描述要求表达准确、条理清晰、实事求是，制图则要求大小适当、真实、准确且直观地反映相应实验结果，制表则需使用三线表。

6. 讨论与结论（discussion and conclusion）不是对实验结果的重述，而是运用专业知识对实验结果进行比较、分析和推论，解释说明实验结果。结论是对本次实验的总结，与实验目的相呼应。

第二节　实验动物的基本知识

一、实验动物的分类

实验动物是指经过人工繁殖、饲养，对其身上携带的微生物进行控制，遗传背景明确，来源清楚的动物品系。它们是用于科学研究、教学、生产、检测等方面的实验对象，是根据实验需要，有目的、有计划进行人工饲养繁殖及科学培育成功的动物。

实验动物按遗传学控制分类：①近交系实验动物即纯系动物；②封闭群动物；③杂交一代动物（F_1 代）。

按微生物被控制程度分级：①一级，为普通动物；②二级，为清洁动物；③三级，为无特定病原体动物（specific pathogen free animal，SPF 动物）；④四级，为无菌动物（germ-free animal，GF 动物）。

二、实验动物的性别鉴别

1. 大白鼠（简称大鼠）和小白鼠（简称小鼠）　两性的区别要点有三：①雄鼠可见阴囊，站位时阴囊内睾丸下垂，热天尤为明显，成熟雌鼠的腹部可见乳头；②雄鼠的尿道口与肛门距离较远，雌鼠的阴道口与肛门比较靠近；③肛门和生殖器间有沟者为雌鼠，无沟者为雄鼠。

2. 豚鼠　与小鼠和大鼠基本相同。

3. 家兔　雄兔可见阴囊，两侧各有一个睾丸；用拇指和食指按压生殖器部位，雄兔可露出阴茎；雌兔的腹部可见乳头。

4. 其他较大动物　性别特点明显，不难辨认。

三、实验动物的选择

药理实验常用的动物有蛙、蟾蜍、小鼠、大鼠、豚鼠、家兔、猫和犬等，常根据实验目的和要求选用相应实验动物。不同实验动物的特点各不相同，故选用的实验动物应能较好地反映实验药物的选择性作用，并符合节约的原则。

（一）蛙和蟾蜍

离体蛙心脏能较持久、有节律地搏动，常用于观察药物对心脏的作用；坐骨神经和腓肠肌标本可用来观察药物对周围神经、神经肌肉或横纹肌的作用。蛙的腹直肌还可用于研究拟胆碱药和抗胆碱药的作用。

（二）小鼠

在哺乳类实验动物中，小鼠个体小，饲养管理方便，生产繁殖快，质量控制严格，价廉可以大量供应，又有大量的具有各种不同特点的近交品系、突变品系、封闭群及杂交一代动物，实验研究资料丰富，参考对比性强；全球科研工作者均用国际公认的品系和标准条件进行实验，其结果具科学性、可靠性，重复性高。因此，小鼠被广泛应用于不同种类科研实验中，其用量最大，用途最广。小鼠适用于需大量动物的实验，如避孕药、抗炎镇痛药、中枢神经系统药物、抗肿瘤药及抗衰老药等的筛选，半数致死量的测定。

（三）大鼠

大鼠是医学上最常用的实验动物之一，其用量仅次于小鼠，大鼠体型比小鼠大，已育成近交系、突变系和封闭群。大鼠价格较廉，比较适用于抗炎药物实验，血压测定实验，利胆、利尿药实验，也可用于亚急性和慢性毒性试验。

（四）豚鼠

因其对组胺敏感，并易于致敏，故常被选用于抗过敏药、平喘药和抗组胺药的实验。也常用于离体心脏、心房、肠管实验。又因豚鼠对结核菌敏感，故也常用于抗结核药的实验。豚鼠的耳蜗对声音很敏感，可用于听力实验，如链霉素毒性实验。

（五）家兔

家兔常用于观察研究脑电生理作用和药物对小肠的作用。由于 SPF 家兔体温变化灵敏，也常用于体温相关实验如热原检查。

（六）猫

猫对外科手术的耐受性较强，血压较稳定，故用于血压实验。此外也常用于心血管药物及中枢神经系统药物的研究。

（七）犬

犬是记录血压、呼吸最常用的大动物。还可用犬制作胃瘘、肠瘘模型，以观察药物对胃肠蠕动和消化液分泌的影响。在进行慢性毒性试验时，也常采用犬。

随着科学技术的发展，科研工作者对实验动物的选择有向小型化发展的趋势，如果蝇、线虫和斑马鱼等模式生物用于药理学研究和其他生命科学研究。

四、常用实验动物取血法

（一）小鼠、大鼠取血法

1. 剪尾取血 在需血量较少时常用剪尾取血法。多用 45℃温水浴或用 95% 乙醇溶液涂擦，使鼠尾血管充盈后，小鼠剪去尾尖 1～2mm，大鼠剪去尾尖 3～5mm，让血液自由顺管壁流入提前进行抗凝处理的试管即可。

2. 眼球后静脉丛取血　对大鼠、小鼠进行眼眶后静脉丛取血时，用左手抓住鼠两耳之间的头部皮肤，使头部固定，并轻轻向下压迫颈部两侧，引起头部静脉血液回流困难，使眼球充分外突，眼眶后静脉丛充血。右手持玻璃毛细管与鼠面呈45°刺入下眼睑与眼球之间，轻轻向眼底部方向移动，一般刺入深度小鼠为2～3mm，大鼠为4～5mm，当感到有阻力时即停止推进，同时退出0.1～0.5mm，在此处旋转毛细管以切开静脉丛，可边退边抽取血液。此法也适用于家兔和豚鼠。

3. 眼眶取血　左手持鼠，拇指与食指捏紧头部皮肤，使鼠眼球突出，右手持弯曲镊子或止血钳，夹住一侧眼球，将眼球摘除，使鼠倒置，头部向下，此时眼眶很快流血，将血滴入试管内，直至流血停止。此法一般可取鼠体重4%～5%的血液量，是一种较好的取血方法，但只适用于一次性取血。

4. 心脏取血　动物仰卧固定于鼠板上，用剪刀将心前区的毛剪去，用碘酊、75%乙醇消毒此处皮肤，在左侧第3～4肋间，用左手食指摸到心搏动处，右手持连有4～5号针头的注射器，选择心搏动最强处穿刺，当针头正确刺到心脏时，血液自然进入注射器，即可取血。

5. 断头取血　实验者戴上棉手套，用左手抓紧鼠颈部位，右手持剪刀，从鼠颈部剪掉鼠头迅速将鼠颈端向下，将颈部流出的血液收集到试管中，此法小鼠可取血0.8～2ml，大鼠可取血5～10ml，此方法取血较易发生溶血。

6. 颈动脉、股动静脉取血　麻醉动物背位固定，一侧颈部或腹股沟部去毛，切开皮肤，分离出静脉或动脉，注射针沿动静脉走向刺入血管。20g小鼠可取血0.6ml，300g大鼠可取血3～5ml。

（二）豚鼠取血法

1. 心脏取血　需两人协作进行，助手以两手将豚鼠固定，腹部面向上，术者用左手在胸骨左侧触摸到心脏搏动处，一般在第4～6肋间，选择心搏最明显的部位进行穿刺。针头进入心脏，则血液随心搏而进入注射器内，如认为针头已刺入心脏，但还未出血时，可将针头慢慢退出一点即可。此法采血量大，可反复采血。

2. 背中足静脉取血　助手固定动物，将其右或左后肢膝关节伸直，术者将动物脚背用75%乙醇消毒，找出背中足静脉，以手的拇指和食指拉住豚鼠的趾端，右手拿注射针刺入静脉取血，拔针后用纱布或棉球压迫止血。此法可反复取血，两后肢交替使用。

（三）家兔取血法

1. 心脏取血　家兔仰卧固定于兔板上，用剪刀将心前区的毛剪去，用碘酊、75%乙醇消毒此处皮肤，左手触摸胸骨左缘第3～4肋间，选择心搏最明显的部位进行穿刺，将针头插入胸腔，通过针头感到心脏搏动时，再将针头刺进心脏抽出血液。

2. 耳缘静脉取血　将家兔置固定箱内，拔去耳缘静脉处的毛，选择一条比较明显的耳缘静脉，用 75% 乙醇棉球涂擦皮肤，用小血管夹夹紧耳根部，使血管充血扩张，术者持粗针头从耳尖部的血管逆回流方向入静脉取血，或用刀片切开静脉，血液自动流出，取血后用棉球压迫止血，一般取血量为 2～3ml。

3. 耳中央动脉取血 将家兔置固定箱内，用手揉搓耳部，使中央动脉扩张。左手固定兔耳，右手持注射器，在中央动脉末端进针，与动脉平行，沿向心方向刺入动脉。一次可取血 15ml，取血后用棉球压迫止血。

4. 后肢胫部皮下静脉取血 将家兔固定于兔板上，剪去胫部被毛，股部扎上止血带，使胫外侧皮下静脉充盈。固定静脉，右手持注射器，针头与静脉走向平行，取血后要长时间压迫止血，一般取血量为 2～5ml。

5. 股静脉取血 手术分离股静脉，注射器与血管平行，从股静脉下端向向心方向刺入，徐徐抽动针栓即可取血。

6. 颈静脉取血 将家兔固定于兔箱中，倒置使头朝下，在颈部上 1/3 的静脉部位剪去被毛，用碘酊、75% 乙醇消毒，剪开一个小口，暴露静脉，注射器向向心端刺入血管，即可取血。此法一次可取 10ml 以上。

（四）犬取血法

（1）后肢外侧小隐静脉采血：局部剪毛，用碘酊和医用酒精棉球消毒，助手压迫静脉上端使之充血，采血者持配有 7 号或 8 号针头的注射器，穿刺血管，即有血液流入注射器。采血毕，拔出针头，用干棉球压迫止血。

（2）前肢背侧皮下静脉采血：采血方法基本同"后肢外侧小隐静脉采血"。

（3）耳缘静脉采血：局部剪毛，加热或以二甲苯棉球涂擦，然后用刀片切割已扩张的血管，使血液滴入盛器。采血完毕用干棉球压迫切割口止血。可用于血常规检验或需血量小的实验。

常用实验的最大安全采血量与最小致死采血量见表 1-1。一次采血过多或连续采血都可影响动物健康，造成贫血或导致死亡。

表 1-1 实验动物的采血量

动物种类	最大安全采血量（ml）	最小致死采血量（ml）	动物种类	最大安全采血量（ml）	最小致死采血量（ml）
小鼠	0.1	0.3	家兔	10	40
大鼠	1	2	犬	50	300
豚鼠	5	10	猴	15	60

五、实验动物的麻醉方法

在对动物进行手术之前应将动物麻醉，由于不同种属动物对同一种麻醉药的敏感性不同，而且各种麻醉药对动物的生理功能的影响和麻醉时间也存在着差异，因此，根据实验要求和动物种类的不同，选择适当的麻醉药对于保证实验顺利进行和获得正确实验结果，是十分重要的。

理想的麻醉药应具备以下三个条件：①麻醉效果好，使动物无痛，麻醉时间能满足实验要求；②对动物的副作用和对于所要观察的指标影响最小；③使用方便。

以下介绍几种常用实验动物的麻醉方法。

1. 吸入麻醉 小鼠、大鼠及家兔常用乙醚吸入麻醉，将待麻醉动物放入密闭的玻璃缸中，玻璃缸底部铺有用 5～10ml 乙醚浸过的脱脂棉花，20～30s 后动物进入麻醉状态，于口鼻处放置 50ml 针筒（已抽取针栓），内置乙醚棉球可追加麻醉时间，一般可维持 30min 以上。

2. 注射麻醉 可用于小鼠、大鼠、家兔、犬、猫等动物，有静脉注射（IV）、肌内注射（IM）、腹腔注射（IP）等方法。

注射麻醉药物的用法因药物、动物和给药途径不同，有较大的差异，常用非挥发性麻醉药的剂量见附表 1-1。

3. 局部麻醉 浸润麻醉、阻滞麻醉和椎管麻醉常用 0.5%～1% 普鲁卡因注射液，表面麻醉宜用 2% 丁卡因溶液。

【注意事项】

1. 使用全麻时，一定要正确掌握用药剂量，在麻醉过程中注意保暖，静脉注射需缓慢，浓度适中。

2. 麻醉深度不够时，必须经过一定时间才能补足麻醉剂量，补加剂量一次不宜超过原注射量的 20%～25%。

六、实验动物的除毛方法

对动物进行注射、手术或皮肤过敏试验前，应先去除手术部位或实验局部的皮毛。常用的除毛法有下列几种。

（一）拔毛法

将动物固定好后，用食指和拇指将要暴露部位的毛拔去。此法一般用来暴露采血点或动、静脉穿刺部位。例如，兔耳缘静脉和鼠尾静脉采血法，就需拔去静脉走行方向的被毛。拔毛不但暴露了血管，又可刺激局部组织，起到扩张血管、便于操作的作用。

（二）剪毛法

备冷水一杯，用来装剪下的被毛，以免被毛到处飞扬。将动物固定好后，用水蘸湿要剪去的被毛，然后用剪刀紧贴动物的皮肤剪毛。剪毛过程要特别小心，切不可提起被毛，以免损伤皮肤。这种方法适用于暴露中等面积的皮肤，做家兔和犬的颈部手术常采用这种除毛方法。

（三）剃毛法

动物固定好后，用刷子蘸温肥皂水将所要暴露部位的被毛浸润透，剪去被毛，然后用剃毛刀顺被毛倒向剃去残余被毛。这种除毛法最适合用于暴露外科手术区。剃毛时，用手绷紧动物皮肤，不要刮破皮肤。除专用剃毛刀外，也可用半片剃须刀片夹在有齿止血钳上代替。

（四）脱毛法

可用化学脱毛剂脱毛，常用的脱毛剂配方如下。

1. 硫化钠 8g，溶于 100ml 水中。适用于给家兔和啮齿类动物脱毛。

2. 硫化钠 3 份、肥皂粉 1 份、淀粉 7 份，加水调成糊状软膏。适用于给家兔和啮齿类动物脱毛。

3. 硫化钠 10g、生石灰 15g，加水 100ml。适用于给犬脱毛。

用脱毛剂前，要剪去脱毛部位的被毛，以节省脱毛剂。切不可用水浸润被毛，否则脱毛剂会顺被毛流入皮内毛根深处，损伤皮肤。用镊子夹棉球或纱布团蘸脱毛剂涂抹在已剪去被毛的部位，等 3～5min，用温水洗去脱下的毛和脱毛剂。

七、实验动物的处死

当实验中途停止或结束时，实验者应站在实验动物的立场上以人道原则去处置动物，原则上不给实验动物任何恐怖和痛苦。实验动物的处死方法的选择取决于动物的种类与研究的课题。

（一）蛙类

常用金属探针插入蛙枕骨大孔以破坏脑脊髓的方法处死。将蛙用湿布包住，露出头部，左手执蛙，并用食指按压其头部前端，拇指按压背部，使头前俯；右手持探针由凹陷处垂直刺入，刺破皮肤即入枕骨大孔。这时将探针尖端转向头方，向前深入颅腔，然后向各方搅动，以捣毁脑组织。再把探针由枕骨大孔刺入并转向尾方，刺入椎管，以破坏脊髓。脑和脊髓是否完全破坏，可检查动物四肢肌肉的紧张性是否完全消失。拔出探针后，用小块干棉球将针孔堵住，以防止出血。操作过程中要戴上护目镜以防止毒腺分泌物射入实验者眼内。如被射入，则须立即用生理盐水冲洗眼睛。

（二）大鼠和小鼠

1. 颈椎脱臼法 左手拇指与食指用力向下按住鼠头，同时右手抓住鼠尾用力向后拉。将脊髓与脑髓拉断，鼠便立即死亡。此方法须由经过培训的操作者实施。

2. 断头法 用剪刀在鼠颈部将鼠头剪掉，鼠立即死亡。

3. 击打法 右手抓住鼠尾，提起，用力摔击其头部，鼠痉挛后立即死去；或用木棰用力击打鼠头部也可致死。

4. 急性大出血法 可采用鼠眼眶动脉和静脉急性大量失血方法使鼠立即死亡。

5. 化学吸入法 吸入一定量的二氧化碳、氟烷、七氟烷等均可使动物死亡。

（三）兔、猫、犬

空气栓塞法：向动物静脉内注入一定量的空气，使之发生栓塞而死。当空气注入静脉后，可随着心脏的搏动使血液呈泡沫状，随血液循环到全身。如进到肺动脉，可阻塞其分支，进入心脏冠状动脉，造成冠状动脉阻塞，发生严重的血液循环障碍，动物很快死亡。一般兔、猫等静脉内注入 20～40ml 空气即可致死。犬由前肢或后肢皮下静脉注入 80～150ml 空气，可很快死亡。

第三节　实验室的安全管理

实验室是高校的重要组成部分，是对学生实施综合素质教育，培养学生实验技能、知识创新和科技创新能力的平台，也是教师开展科学研究和提高社会服务的必要场所。实验室的日常安全关系到高校的和谐稳定与持续发展，关系到师生员工的生命健康、财产安全，是建设"平安校园"的重要内容之一。

近几年，随着高校办学规模的扩大、科研项目的增多，导致进入实验室的学生人数大量增加，留在实验室的时间加长，实验室的安全问题凸显，各种实验室安全事故时有发生。

因此，每一位进入实验室的人员（教师、科研人员、学生等），都必须高度重视实验室的安全问题，牢固树立"安全第一"的思想，避免实验室安全事故的发生。

一、实验室工作基本要求

（一）安全和日常要求

1. 严格遵守实验室的各项规章制度，遵守操作规程，维护实验室安全。

2. 掌握消防设施的使用方法和存放地点，以及本实验室的逃生及疏散路线。发生紧急事故时，在保证自身安全的前提下积极自救，同时应及时报告教师。

3. 保持实验室整洁、肃静，禁止在实验室饮食、打闹、大声喧哗及从事与实验无关活动。

4. 实验人员要全程监控实验，规范操作，注意自身和他人安全，尤其是进行加热和用水时，不得离开其可控制范围。

5. 动物实验结束后，动物尸体按要求及时运出实验室，并送至指定的回收处进行无害化处理。

6. 实验室保持干净整洁，实验人员在实验完成后要及时清理工作台面，保持工作台面的干净整洁。

7. 值日生协助安全负责人注意实验室内的安全情况：如发现操作相关问题，及时提醒相关实验人员解决；如发现水、电等故障，及时与相关部门联系维修；如发现仪器问题，及时与仪器负责人沟通，并告知其他实验人员；无法解决的问题及时报告教师。

8. 最后一人责任制：最后离开实验室的人员一定要注意检查水、电情况及各电器的电源，注意水电使用安全。

9. 尊重他人，交谈注意礼貌，维护实验室良好的公共形象。

10. 每个实验人员都要对实验室的安全和正常运行负起责任，要爱护集体，要有团队合作精神，友爱互助，共同进步。

（二）试剂和耗材使用规定

1. 购买试剂须征得指导教师同意，耗材不足应向耗材负责人报告，统一购买。

2. 试剂应标明购买人姓名、购买日期，剧毒试剂须用明显的标识标明毒性，并妥善保管，以防其他人员误动。

3. 试剂存放于规定位置，易燃易爆试剂不可大量囤积，并应小心保管。

4. 试剂、耗材等严禁乱拿乱用，使用后必须归位。

5. 试剂、耗材应尽量节约，不可浪费。

6. 不得向下水道口倾倒有机废液，应统一回收处理。

（三）仪器使用规定

1. 实验人员应爱护仪器，初次使用仪器必须经过相关教师或实验室工作人员培训，且在其监督下能正确使用后方可独立操作。

2. 仪器负责人协助教师负责仪器的保管、保养、维修、培训、使用监督；发现仪器有故障者，应立刻停止使用并及时向仪器负责人或教师报告；实验人员不得私自拆解仪器。

3. 使用仪器过程中应先检查仪器完好情况，使用完毕登记仪器运行情况。

4. 其他人员未经允许不准使用本实验室仪器，如借用须经过教师同意，并在教师协助下使用。

5. 离心机、烘箱、高压锅等危险仪器应小心使用，开机期间不可离开，严格遵守"开机者关机"原则。

二、实验室生物安全常识

1. 生物危害　生物危害（biohazard）是指生物因子（如医疗废弃物、细菌、病毒或毒素等）对生物体，尤其是人体健康造成的危害，是危害发生的概率及其严重程度的综合。

2. 生物安全实验室　生物安全实验室（biosafety laboratory，BSL）是指在含有致病的微生物及其毒素的实验室，为了保护实验样品、保护实验人员安全、保护环境不被污染，通过实验室的设计建造、使用个体防护装置、遵从标准化操作规程等措施达到上述目的的实验室。

BSL制度将BSL分为4个等级，BSL-1要求最低，BSL-4要求最高。在从事非感染人或动物的微生物工作时，采用BSL-1；如果病原体不形成气溶胶，如肝炎病毒、人类免疫缺陷病毒、多数肠道致病菌和金黄色葡萄球菌等，采用BSL-2；如果病原体传染性强，且能通过气溶胶传播，如布鲁氏菌，或虽属BSL-2病原体，但在操作时可能发生大量接触，均应采用BSL-3；BSL-4仅在极少数情况下采用。这些措施能够帮助实验人员用较少的代价确定合理的防护等级，有效抑制不明原因的感染事件，促进生物安全管理走向成熟。

　　建设 BSL 需要遵从以下基本原则：①科学合理的原则；②安全首位的原则；③软件在先的原则；④管理严格的原则；⑤远离病原的原则；⑥预防为主的原则；⑦使用方便的原则：⑧厉行节约的原则。

三、实验室生物安全管理

（一）实验室生物安全管理内容

1. 在进入实验室前，各生物实验室需对进入实验室工作的人员进行实验室安全培训。

2. 各生物实验室应制订针对本实验室紧急情况的应急方案。

（二）实验室准入规定

1. 张贴警告标志。如果实验涉及危险度高于Ⅱ级的微生物时，在实验室入口处应贴有国际通用的生物危害警告标志（图 1-1）。

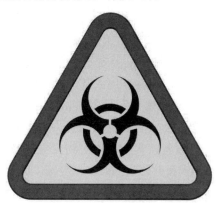

图 1-1　生物危害警告标志

2. 经实验室安全培训并通过的人员才能进入实验室工作区域，其他人员不能进入。

3. 与实验无关的动物不能带入实验室。

（三）实验室工作区管理规定

1. 实验室保持干净整洁，不应在实验室内摆放与实验无关的物品。

2. 在实验室不能进食、饮水、吸烟，并应在明显位置张贴"禁止进食""禁止饮水""禁止吸烟"等标志，实验室工作区内的任何地方都不得储存食品及饮料。

3. 所有受污染的材料、样品和培养物在废弃或清洁再利用之前，必须清除污染。高压灭菌是清除污染的首选方法，利用消毒剂和化学试剂除去微生物的替代方法也可以采用。

4. 每日工作完毕后，所有操作台面、离心机、移液器、试管架等必须擦拭、消毒。

5. 任何有形成气溶胶可能性的操作都必须在生物安全柜里进行。所有的实验步骤都应尽可能使气溶胶或气雾的形成控制在最低限度。有害气溶胶不能直接排放到大气中。

6. 必须严格按操作规程使用移液器。

7. 在实验中应尽可能减少锐器的使用，尽量使用替代品。包括针头、玻璃、一次性手术刀在内的锐器应在使用后立即放置在锐器收纳桶内。锐器收纳桶应在内容物达到 2/3 前更换。

8. 任何实验室事故或异常情况，无论大小都必须向实验室负责人报告并及时处置，处置完成后应将过程详细记录并存档。

四、动物实验室安全管理

实验动物是医药、生命科学研究的基础和重要支撑。在生命科学领域，有关人类健康和福利的研究离不开实验动物，在对人的各种生理现象和病理机制及疾病的防治研究中，实验动物作为人类的替难者，起了不可替代的作用。疾病的诊断、治疗和预防相关的研究工作，医药产品的安全评价都离不开实验动物工作的支撑。近年来，随着基因药物的兴起，相继开展的基因功能特异性表达和改造工作也要以实验动物为载体，所以实验动物备受药学研究的重视。动物实验室作为进行动物实验操作的平台，必然会涉及实验动物的购置、健康管理及销毁等问题，同时也会涉及合理使用安全防护设备、实验动物生物安全的操作规范等，为了安全而有效地进行动物实验，防止人畜共患病的发生及蔓延，应遵循以下管理细则。

（一）动物实验室基本操作规范

1. 实验人员进入实验室从事实验工作，须经实验室负责人批准，并了解潜在的危险因素和危害，限制和禁止其他无关人员进入实验室。

2. 禁止在实验区内饮食、吸烟、化妆等。

3. 动物实验室内应穿戴专用的手套、面罩、护目镜、防水围裙、防水鞋等个体防护装备以方便操作，并防止动物抓咬及防范分泌物喷溅等。

4. 所有实验操作过程均须十分小心。尽可能减少使用针头、注射器或其他锐器，尽量使用替代的方案，以减少气溶胶的产生和防止外溢。

5. 操作动物时，要采用适当的绑定方法或者装置限制动物的活动，避免用人力强行制服动物。

6. 对逃出笼具的实验动物和濒临死亡的动物应及时妥善处理。

7. 实验后所有废弃物，包括动物尸体、组织、垫料等都应放入防漏带盖的容器内，放于指定位置统一进行焚烧或做其他无害化处理。

8. 实验人员在操作动物或培养物后要洗手、消毒，离开实验室前必须脱去手套并消毒。

9. 不要试图进行风险不可控的动物实验。

（二）实验动物的焚烧、销毁

1. 实验结束后，实验动物的尸体要统一收集至专用的动物尸体回收袋中，并到指定的放置地点焚烧，严禁随便乱放、乱扔。

2. 实验后存活的动物要按规定处置，不准私自带离实验室另作别用。

五、生物安全事故应急措施

（一）刺伤、切割伤或擦伤

受伤人员应当马上脱下防护服，清洗双手和受伤部位，使用适当的皮肤消毒剂进行消毒并进行临时医学处理，受伤较重者要尽快到附近医院治疗。处理后要记录受伤原因和可能感染的微生物，并保留完整的医疗记录。

（二）动物咬伤

被动物咬伤后，应先用大量清水冲洗伤口，然后用肥皂或碘酊等对伤口进行清洗消毒或其他临时处理，切不可用嘴吸。严重者应尽快到卫生疾控部门进行局部伤口处理，必要时须注射流行性出血热疫苗、狂犬病疫苗等。

（三）误食潜在危险性物质

误食潜在危险性物质后，应将当事人送到医院进行医学救治。告知医生食入的物质及事故发生的细节，并保留完整医疗记录。

（四）具有潜在危害性气溶胶的释放（在生物安全柜以内）

所有人员必须立即撤离相关区域，同时立即通知实验室负责人，并设置临时警戒线，禁止无关人员进入。实验室人员应在负责人的指导下穿戴适当的防护服和呼吸保护装备对污染进行清除。任何暴露人员都应该接受医学咨询。

（五）容器破碎导致有毒物质溢出

应立即戴上结实的手套，使用布或纸巾覆盖被有毒物质污染或溢洒的破碎物品，然后进行收集和消毒处理。收集完成后应用消毒剂擦拭污染区域。用于清理的布、纸巾和抹布等也应当放入盛放污染性废弃物的容器内。

第四节　药理学实验的设计原则与数据的分析处理

一、实验的设计原则

为了药理研究获得确切可靠的结论,实验设计要遵循统计原则和专业原则。统计原则包括随机、重复和对照。专业原则即药理及临床方面对药效判断的专业要求,评判检测指标的变化是否存在实际意义。

(一)统计原则

1. 随机原则　就是使每一个体在实验中都有同等机会均衡地分配到各组,以减少或避免主观因素的影响或避免偏性误差,使样本的生物差异均衡地分配到各组中。随机化的手段可采用编号抽签法、随机数字表和计算器的随机数字键。近年提出"均衡下的随机",即将可控制的因素(如体重、性别等)先均衡地归类分档,然后在每一档中随机地取出等量动物分到各组,使难控制的因素(如活泼、饥饱、疲劳程度及性周期等)随机化分配。

2. 重复原则　能在同样条件下,把实验结果重复出来,才算是可靠的实验。重复除了增加可靠性外,也可知道实验变异情况。重复次数多少要根据实验要求和性质而定,主要药效指标稳定的实验,一般重复2~3次。

3. 对照原则　没有比较,就难以鉴别,也就缺乏科学性,所以实验设计必须设立对照组。对照组与实验组除了给予或不给予实验药物的区别之外,其他条件如实验动物、实验方法、仪器、环境及时间等应一致。特别注意在动物实验中对照组与实验组要求挑选种属、性别、窝别、年龄、体重、健康状况等方面相同的动物,以保证得出药物作用的准确结果。根据实验研究的内容不同,可选用不同的对照形式,常用方法有以下4种。

(1)空白对照:是指在模拟实验组处理的"空白"条件下进行观察的对照。即除不用被研究的药物外,对照组的动物要经过同样的处理,如给予生理盐水或不含药物的溶剂。这种对照又可称"阴性对照",其优点是可比性较好。有时,也在不给予任何处理的对象上取得观测值,如各生理常数,称为正常对照。

(2)标准对照:指以标准值或正常值作为对照,在标准条件下,将已知经典药物与实验药物进行对照。这种对照又称"阳性对照",必要时可设两个作用机制不同的阳性对照药物。

(3)同因素不同水平的对照:系若干剂量组间互为对照进行对比,说明量效关系或药效的剂量依赖性,一般设2~3个剂量组。

(4)自身前后对照:上述三种对照组都属于组间对照。有的实验可在对象自身进行给药前后的对照比较,其前提是前后条件一致,且指标对时间稳定。这在急性实验时易于满足，但在慢性实验时难以保证。

（二）专业原则

对于药理学实验，除了遵循统计原则外，还应考虑专业因素。例如，在测试长期毒性的实验中，某一生化检测指标在实验组（用药组）与对照组的均数比较时具有显著意义，但是变化的幅度均在正常生理范围内，那么专业上认为该指标的变化意义不大。

综上，药理学实验设计，应在遵循统计原则的同时兼顾专业原则，实际实验中要尽可能多记录相关检测指标，综合分析实验数据，为得出一个确切可靠的结论提供真实有效的理论依据。

二、实验数据的分析处理

（一）实验动物用药量的确定及计算方法

观察一种药物对实验动物的作用时，一个重要的问题就是给动物用多大的剂量较合适。剂量太小，作用不明显；剂量太大，又可能引起动物中毒死亡，可以按下述方法确定剂量。

1. 先用少量小鼠粗略地探索中毒量或致死量，然后用小于中毒量的剂量，或取致死量的若干分之一作为应用剂量，一般可取 1/10～1/5。

2. 植物药粗制剂的剂量多按生药折算。

3. 化学药品剂量可参考化学结构相似的已知药物，特别是化学结构和作用都相似的药物。

4. 确定剂量后，如第一次用药的作用不明显，动物也没有中毒的表现，可以加大剂量再次实验。如出现中毒现象，作用也明显，则应降低剂量再次实验。在一般情况下，在适宜的剂量范围内，药物的作用常随剂量的增加而增强。所以有条件时，最好用几个剂量同时进行实验，以便迅速获得关于药物作用的较完整的资料。如实验结果出现剂量与作用强度之间毫无规律时，则应慎重分析。

5. 确定动物给药剂量时，要考虑因给药途径不同，所用剂量也不同。若以口服量为 100 时，则一般皮下注射量为 30～50，肌内注射量为 20～30，静脉注射量为 25。

6. 不同种属动物间剂量的换算：对于文献中有在其他种属动物使用剂量的药物，可通过剂量换算应用于实验动物。常用的标准动物按体表面积等效剂量折算系数法，简便适用，但不适用于体重不标准的动物。不同种属标准体重动物整体（只）按体表面积折算的等效剂量比值见附表 2-1。

$$D_B = D_A \times K_B / K_A$$

D 为整体动物剂量（dosage of a whole animal），K 为等效剂量比值。

另有一种对任何体重动物都适用的"等效剂量直接折算法"：表 1-2 列出了不同动物的单位体重剂量折算的有关系数和标准体重整体剂量折算倍数，供计算时使用。

表 1-2　不同种属动物单位体重（kg）剂量折算系数

	动物种属							
	小鼠	大鼠	豚鼠	兔	猫	猴	犬	人
剂量折算系数 K	1	0.71	0.62	0.37	0.30	0.32	0.21	0.11
动物体型系数 R	0.059	0.09	0.099	0.093	0.082	0.111	0.104	0.1
标准体重 W（kg）	0.02	0.2	0.4	1.5	2	4	12	70

标准体重动物：$D_B = D_A \times K_B / K_A$

非标准体重动物：$D_B = D_A \times R_B / R_A \times (W_A / W_B)^{1/3}$

（二）药理学实验数据的分析处理

1. 及时客观地记录实验数据　在实验过程中，要及时、客观地记录观察指标。若观察指标可用定量方法测定其数值的变化，如血压、时间、心率、肿瘤重量、心排血量等都可用具体的数值表示，这样的资料称为计量资料（量反应资料）。这些资料均应以正确的单位和数值标定，如脉搏（次/分）、血压（kPa 或 mmHg）。若测量指标由曲线记录，应尽量用曲线记录实验结果，在所记录的曲线中应标注给药或刺激信号、时间记号等。为了对实验结果进行分析、比较，多将各组观察数据的均值加减标准差来制表或绘图，表格要有表题，图要有图题。制作表格及作图时，应注意以下几点。

（1）表格应制三线表。一般按照组别、剂量、动物数、观察指标的顺序在表内由左至右填写。

（2）作图时，通常是以实验观察指标的变化为纵坐标，以时间或给药剂量为横坐标作图，如呼吸曲线；横纵坐标均应加以标注，如药物剂量、时间单位等。

（3）实验结果若呈连续性变化，则以曲线形式体现实验结果。实验结果若不呈连续性变化，可采用直方图的形式表示。

（4）表及图下面应有必要的说明。

2. 数据的分析处理　药理实验结束后，要对所获得的实验数据进行统计处理，才能得出正确结论。药理学实验往往是在两组或两组以上的实验对象上进行，如观察某种药物对某种动物是否有某种疗效，往往要分为实验组、对照组，然后根据实验数据判断两组是否有差异，进而判断被实验药物是否有某种药理作用。而药理学研究的实验对象通常为各种动物（临床药理学研究的对象是人），因此，实验中生物个体差异所造成的误差是不可避免的，此外还有一些其他因素造成的一些不可避免的误差，统称为实验误差。所以两组实验数据的差异就有可能是实验误差所致。在进行小样本实验时，此种可能性更大。那么所获得的两组数据差异究竟是由被实验药物引起，还是实验误差所致，这就要通过生物统计学的客观方法来判断，以确定此差值是否有意义。这种方法称为差值显著性检验。如果检验结果是两组间有"显著"差异，则提示差异是由药物造成的，说明这种药物确有被观察的药效；若检验结果是两组间差异"不显著"，就说明此差异很可能是实验误差造成的，说明药物很可能无实验要观察的药理作用。但不应只根据一次实验结果而轻率地下结论，应视具体情况，进行重复实验。

不同的检验方法各有其相应的检验统计量及计算公式，因此，我们必须根据资料类型、研究设计方案和统计推断的目的，选择适当的检验方法。在药理学实验中，实验设计往往是组间对比，因此，量反应指标的差值显著性检验常用 t 检验；而质反应指标的显著性检验常用卡方（χ^2）检验。具体方法请参阅医学统计学教材。

第五节　实验动物福利伦理

实验动物福利是指人类保障实验动物健康和快乐生存权利的理念及其所提供的相应外部条件的总和。实验动物伦理是人类对待实验动物和开展动物实验所需遵循的社会道德标准及原则理念。

一、实验动物福利伦理的发展

实验动物是医学、生命科学研究的基础和重要支撑条件，为人类科学事业的发展做出了重要贡献。随着科学发展和社会进步，实验动物伦理和福利问题受到人们的广泛关注。对于动物福利最早要追溯到 19 世纪的英国，在 1822 年英国国会通过了《马丁法案》，是世界上第一部反对人类任意虐待动物的法案。1876 年英国通过了《防止虐待动物法》。1944 年，美国纽约科学院首次把实验动物标准化的问题提上了议事日程，1956 年，多家国际组织共同发起成立了国际实验动物委员会（ICLA）。1959 年，英国罗森（Russell）和伯奇（Burch）在《人道主义实验技术原理》（*The Principles of Humane Experimental Technique*）中提出"3R"原则（replacement，reduction，refinement）。美国于 1966 年通过了《实验室动物福利法》。随后多个国家陆续制定了一系列的动物保护政策和相关法律，1986 年，欧洲共同体（欧洲联盟前身）通过了《用于实验和其他科学目的脊椎动物保护条约》；2000 年 12 月经济合作与发展组织（OECD）发布的《识别、评估和使用临床症状对实验用动物在安全状态下实施仁慈终点的指导文件》对实验动物福利规定的基本点可以用 3R 原则予以概括，即减少应用、优化方法、建立并采取替代方法。2013 年 1 月 1 日开始，欧洲联盟启用保护实验动物新指令（2010/63/EU），新指令与旧指令相比在涉及动物福利和 3R 原则的许多条款上做了完善，体现了国际社会对实验动物使用和管理的最新理念。

我国对动物福利的概念引进较晚，1988 年公布的《中华人民共和国野生动物保护法》明确了野生动物的法律地位，但对其他动物的保护还没有立法，尚缺乏专门的动物福利法；同年，经国务院批准，国家科学技术委员会发布了我国第一部实验动物行政法规，即《实验动物管理条例》。有关部门和地方也相应制定了本部门、本地区实验动物管理的规章制度，使我国实验动物管理工作走上规范化道路。在 1997 年通过了《关于"九五"期间实验动物发展的若干意见》，我国第一次在正式文件中体现实验动物福利和 3R 原则。1988 年，国家科学技术委员会发布了《实验动物管理条例》，后经 2011、2013、2017 年三次修订，增加了生物安全和动物福利两个章节；动物福利被详尽地写入国家法规：实验人员要爱护动物，不得虐待、伤害动物；在符合科学原则的情况下，开展动物替代方法研究；在不影响实验结果的情况下，采取有效措施避免给动物造成不必要的不安、痛苦和伤害；实验后采取最少痛苦的方法处置动物。2006年科技部发布《关于善待实验动物的指导性意见》，第一章总则指出善待实验动物，是指在饲养管理和使用实验动物过程中，要采取有效措施，使实验动物免遭不必要的伤害、饥渴、不适、惊恐、折磨、疾病和疼痛，保证动物能够实现自然行为，受到良好的管理与照料，为其提供清洁、舒适的生活环境，提供充足的、保证健康的食物、饮水，避免或减轻疼痛和痛苦等。目前我国对实验动物的管理已建立了多项国家标准，按照《实验动物　福利伦理审查指南》（GB/T 35892—2018）要求，规范落实实验动物福利伦理，合理地使用实验动物开展科学研究与教学。

二、实验动物伦理学的 3R 原则

1. 替代原则（replacement）　就是使用低等级动物替代高等级动物，或不使用动物而采用其他方法达到与动物实验相同的目的。

（1）低等动物替代高等动物。

（2）用组织、细胞或分子生物学实验替代动物实验。

（3）计算机模拟动物生理反应替代实体动物。

（4）人工合成材料替代动物原料。

2. 减少原则（reduction）　就是为获得特定数量及准确的信息，尽量减少实验动物使用数量。

（1）合理设计实验。

（2）合理选择动物。

（3）规范实验操作程序。

（4）使用合理数据统计方法分析实验数据。

（5）重复使用动物。

（6）利用最少的实验动物达到实验目的。

（7）实验协作，提高使用率。

3. 优化原则（refinement）　就是对必须使用的实验动物，应尽量减低非人道方法的使用频率或危害程度。

（1）优化实验方案、实验技术。

（2）优化饲养条件。

（3）优化处死方法。

（4）人道主义关怀。

（5）善待实验动物，减少动物死亡的痛苦。

三、动物福利五项自由

1. 免于饥渴的自由，即保障有新鲜的饮水和食物，以维持健康与活力。

2. 免于不适的自由，即提供舒适的栖息环境。

3. 免于痛苦、伤害和疾病的自由，即享有预防和快速诊治。

4. 表达主要天性的自由，即提供足够的空间、适当的设施和同类社交伙伴。

5. 免于恐惧和焦虑的自由，即保障良好的条件和处置方法，不造成动物的精神压抑和痛苦。

四、伦理审查

伦理审查是按照实验动物福利伦理的原则与标准，对使用实验动物的必要性、合理性和规范性进行的专门检查及审定。

（一）审查机构

实验动物福利伦理委员会：由实验动物专家、医师、实验动物管理人员、使用动物的科研人员、公众代表等人员组成。

（二）审查范围

实验动物生产、运输和使用过程。

（三）审查原则

1. 必要性原则　即实验动物的饲养、使用和任何伤害性的实验项目必须有充分的科学意义及必须实施的理由为前提。禁止无意义滥养、滥用、滥杀实验动物。禁止无意义的重复性实验。

2. 保护原则　即对确有必要进行的项目，应遵守 3R 原则，对实验动物给予人道保护。在不影响实验结果科学性的情况下，尽可能采取替代方法，减少不必要的动物数量，降低动物伤害频率。

3. 福利原则　即尽可能保证善待实验动物。实验动物生存期间包括运输中尽可能多地享有动物的五项自由，保障实验动物生活自然、健康和快乐。各类实验动物管理和处置，要符合该类实验动物规范的操作技术规程。防止或减少动物不必要的应激、痛苦和伤害，采取痛苦更少的方法处置动物。

4. 伦理原则　即尊重动物生命的权益。制止针对动物的野蛮或不人道的行为；实验动物项目的目的、实验方法、处置手段应符合人类公认的道德伦理价值观和国际惯例。实验动物项目应保证从业人员和公共环境的安全。

5. 利益平衡性原则　即以当代社会公认的道德伦理价值观，兼顾动物和人类利益，在全面、客观地评估动物所受的伤害和人类由此可能获取的利益基础上，负责任地出具实验动物项目福利伦理审查结论。

6. 公正性原则　即审查和监管工作应保持独立、公正、公平、科学、民主、透明、不泄密，不受政治、商业和自身利益的影响。

7. 合法性原则　即项目目标、动物来源、设施环境、人员资质、操作方法等各个方面不应存在任何违法违规或违反相关标准的情形。

8. 符合国情原则　即应遵循国际公认的准则，符合我国国情，反对各种激进的理念和极端的做法。

（四）审查内容

审查内容包括人员资质、设施条件、实验动物医师、动物来源、技术规程、动物饲养、动物使用、职业健康与安全、动物运输。

（五）审查程序

审查程序见图 1-2。

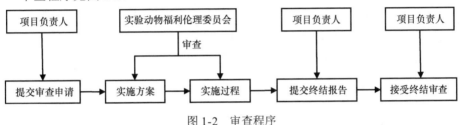

图 1-2　审查程序

实验动物福利伦理审查表详见表 1-3。

表 1-3　实验动物福利伦理审查表

申请日期：　　年　　月　　日　　　　　受理编号：　　　　批准文号：

课题名称及编号	课题来源
课题负责人	科室
动物实验负责人	电话和信箱
课题实施动物实验的人数	经专业培训的人数

参与动物实验操作人员姓名、相关专业证书编号，经验、培训、资质和能力的描述

动物实验设施许可证编号	特殊实验设施许可证编号

现有动物实验设施条件是否与拟开展动物实验的规范性要求相匹配的描述

拟实验时间：　　年　　月　　日　至　　　年　　月　　日

动物实验项目的目的、必要性、意义，如何设计以达成研究目标的描述

拟使用动物信息	动物来源	质量合格证　□ 有
		□ 无
	许可证编号	

拟使用动物信息	品种/品系		等级	普通
	□ 大鼠_____　□ 小鼠_____			□CV
	□ 裸鼠_____　□ 家兔_____			清洁
	□ 犬_____　□ 灵长类_____			□CL
	□ 转基因动物_____			□SPF
	□ 其他（具体说明）_____			□GF
				其他

数量只（♀：　　♂：　）	体重 g	月龄	M
选择实验动物种类和数量的原因			

拟开展动物实验的详细信息	详细列出对动物可能造成的所有可预期的伤害，包括动物运输、每个实验方案动物饲养方式、实验操作步骤中可能产生伤害或不适的细节及拟采取的防控措施
	主要观察指标
	仁慈终点或实验终结的指标
	动物处死方法
	非处死动物的处置方式 □ 继续使用 □ 保存的机构 □ 放生野外 □ 其他，详细说明
	动物替代、减少动物用量、降低动物痛苦伤害的主要措施
	是否使用有毒（害）物质（感染、放射、化学毒、其他） □ 否 □ 是 说明：

利害分析的小结，说明为何预期的利益多于害处

相关的补充说明或辅助证明文件

信息公开和保密要求：说明哪些信息需要保密，哪些信息可以公开

对实验动物福利伦理审查委员会有无回避要求

声明：1. 我将自觉遵守实验动物福利伦理相关法规和各项规定，同意接受伦理委员会和实验动物室管理者的监督与检查。

　　2. 本人保证本申请表中所填内容真实、详尽和易懂。

声明人：课题负责人签字（章）

动物实验负责人签字（章）

年　　月　　日

申报部门意见

研究室负责人签字（章）

年　　月　　日

主管医师意见

主管医师签字（章）

年　　月　　日

实验动物设施意见

设施负责人签字（章）

年　　月　　日

实验动物福利伦理审查委员会审批意见

实验动物福利伦理审查委员会表决

主任委员签字（章）

年　　月　　日

备注：□ 初审　　　　　　　　　　　　□ 第　　次审查

　　申报说明：申报时，请提交本表一式两份及电子版。受理文号和批准文号由实验动物福利伦理审查委员会填写。

五、参观实验动物纪念碑

　　在人类进行生命科学的探索中，实验动物是研究的基础和重要支撑。为了铭记实验动物为人类健康事业所做出的巨大贡献和牺牲，1979 年由英国反活体解剖协会发起，经联合国认定，每年的 4 月 24 日是世界实验动物日，旨在倡导科学、人道地开展动物实验，尊重和善待实验动物，维护实验动物福利和伦理，遵循 3R 原则，规范和合理地使用实验动物。

　　实验动物纪念碑的设立，一方面向为科学献身的实验动物表达我们的感激和敬意；另一方面用以警示生命科学工作者，在工作中要怀感恩之心，尊重和善待实验动物，注重动物伦理，关爱生命。

　　带领同学们参观实验动物纪念碑，培育学生的感恩之情、向善之心。在遵从实验原则的前提下，尽量减少动物的损耗与浪费，认真对待每一次实验，争取一次成功，减少不必要的重复，让每一次实验都发挥出实验动物最大的价值，这才是对牺牲奉献的动物最大的尊重。认真上好每一节实验动物课，时刻铭记它们对于人类的贡献。

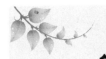

第二章 药理学实验内容

实验一 常用实验动物的编号与分组

实验动物的编号

药理学实验中常用批量动物同时进行实验，为避免混乱，应将动物进行编号。常用的编号方法有如下几种。

（一）耳号法

由两侧耳号的组合，可以识别 1～99 号（图 2-1）。但因耳号打孔后容易引起感染发炎，所以在实验中使用有时比较困难。

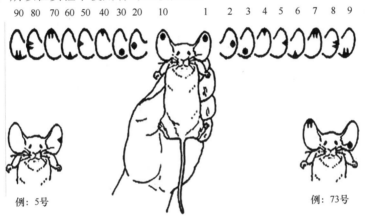

例: 5号   例: 73号

图 2-1 耳号法

（二）色素涂布法

分别按照头、背、尾、左肩、左腰、左臀等用苦味酸等色素进行涂布标记，方法简单易于操作（图 2-2）（对于一些特殊实验需要考虑小鼠通过舔舐苦味酸影响实验结果，此时可以考虑其他标记方法）。

1. 1～10 号标记法 编号的原则是先左后右，从前到后，如将动物背部的肩、腰、臀部按左、中、右分为九个区，从左到右标记 1～9 号，第 10 号不作标记（图 2-2）。

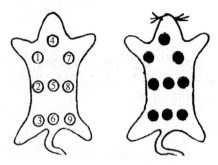

图 2-2　大鼠、小鼠标记法

2. 10 ~ 100 号标记法　在上述编号的同一部位，用各种不同颜色的化学试剂擦上斑点，就可代表相应的十位数。例如，涂上黄色的苦味酸（3%～5% 苦味酸溶液）代表 1～10 号，涂上红色的中性红（0.5% 中性品红溶液）代表 11～20 号，涂上咖啡色的硝酸银（20% 硝酸银溶液）代表 21～30 号，涂上黑色的煤焦油（煤焦油乙醇溶液）代表 31～40 号，以此类推。

3. 犬、兔等较大的动物可用特制的铝质号码牌固定在颈部或耳上。

实验二 常用实验动物的捉持与给药

一、小鼠的捉持和给药方法

1. 捉持法 以右手提鼠尾，将小鼠放于粗糙面上，将鼠尾轻轻向后拉，这样可使小鼠固定在粗糙面上。以左手的拇指及食指捏其双耳及头部皮肤（图2-3），无名指、小指和掌心夹其背部皮肤和尾部，便可将小鼠完全固定。

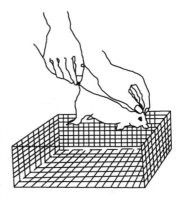

图2-3 小鼠捉持法

2. 给药方法

（1）灌胃：以左手捉持小鼠，使腹部朝上，颈部拉直。右手持配有灌胃针头（以16号输血针头磨去针尖后制成）的注射器，自口角插入口腔，再从舌面紧贴上颚进入食管（图2-4）。如手法正确，不难成功。若遇阻力，应退出后再插，不能用强力猛插，以免刺破食管或误入气管，使动物死亡，灌胃的药液量一般为0.1～0.3ml/10g。试以生理盐水进行灌胃练习。

（2）腹腔注射：以左手抓小鼠（方法同灌胃），右手持注射器（选用5号或6号针头），以30°从下腹部向头端刺入腹腔（图2-5）。进针部位不宜太高，刺入不能太深，以免伤及内脏。注射量一般为0.05～0.lml/10g。试以生理盐水进行腹腔注射练习。

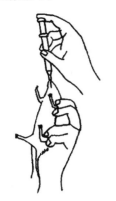

图2-4 大鼠、小鼠灌胃法

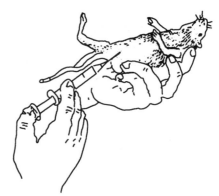

图2-5 小鼠腹腔注射

（3）肌内注射：可由两人合作。一人左手抓住小鼠头部皮肤，右手拉住鼠尾。另一人持注射器（选用4号或5号针头），将针头刺入后肢外侧部肌肉。如一人单独操作，以左手拇指和食指抓住小鼠头部皮肤，小指、无名指和掌部夹住鼠尾及一侧后肢，右手持注射器给药。注射量每条腿不宜超过 0.2ml。试以生理盐水进行肌内注射练习。

（4）皮下注射：可由两人合作。一人左手抓住小鼠头部皮肤，右手拉住鼠尾。另一人左手捏起背部皮肤，右手持注射器（选用 5 号或 6 号针头），将针头刺入背部皮下（图 2-6）。如由一人操作，可将小鼠置于铁丝网上，左手抓小鼠，以拇指和食指捏起背部皮肤，右手持注射器刺入背部皮下，注入药液。拔针时，轻捏针刺部位片刻，以防药液溢出。小鼠皮下注射药液量一般为 0.05～0.20ml/10g。试以生理盐水进行练习。

（5）尾静脉注射：将小鼠置特制的固定筒内或倒置的大漏斗（或乳钵）下，使鼠尾露出在外。用医用酒精棉球或二甲苯棉球涂擦尾部，或将鼠尾在 50℃热水中浸泡半分钟，使血管扩张。用左手拇指和食指捏住尾根部的两侧，阻断其静脉回流，使尾静脉充盈明显。左手将尾巴拉直，选择扩张最明显的血管，右手持注射器（4～5 号针头），将针头平行刺入血管，缓慢推入药液（图 2-7）。如推注时有阻力，且局部变白，表明针头没有刺入血管，应拔针后重新操作。穿刺血管时宜从鼠尾末端开始，以便失败后可在第一次穿刺点的上方重新进行。注射完毕后，按压片刻止血。小鼠尾静脉注射的药液量一般为 0.05～0.1ml/10g。试以生理盐水进行尾静脉注射练习。

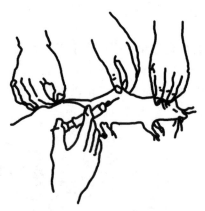

图 2-6　两人合作小鼠皮下注射图

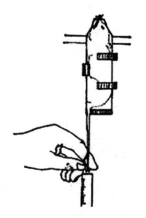

图 2-7　小鼠尾静脉注射图

二、大鼠的捉持和给药方法

1. 捉持法　将大鼠放于粗糙面上，用右手拉其尾部，左手的拇指和食指捉其头部，其余三手指夹住背腹部。对于身体特别大或凶狠要咬人的大鼠，可先以布巾包裹其身（露出口、鼻），然后进行操作。

2. 给药法　大鼠的各种给药方法基本上同小鼠，所用的给药工具可稍大，给药量也可稍多，灌胃法一次给药量为 1～2ml/100g；皮下注射一次给药量为 1ml/100g；尾静脉注射一次给药量为 1ml/100g。

三、豚鼠的捉持和给药方法

1. 捉持法　豚鼠性温和，不咬人，用手握住身体即可，如图 2-8 所示。

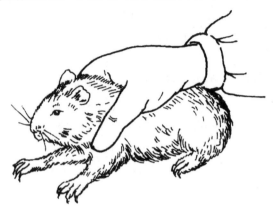

图 2-8　豚鼠的捉持法

2. 给药法

（1）皮下、肌内及腹腔注射，方法基本上同小鼠，给药量可稍多。

（2）静脉注射可选用后脚掌外侧的静脉或颈外静脉注射。进行后脚掌外侧静脉注射时，由一人捉豚鼠并固定一条后腿，如图 2-9，另一人剪去注射部位的毛，用医用酒精棉球涂擦后脚掌外侧的皮肤使血管显露，再将连在注射器上的头皮静脉输液针头刺入血管。进行颈外静脉注射时需先剪去一点皮肤，使血管暴露，然后将连在注射器上的头皮静脉输液针头刺入。豚鼠的静脉管壁比较脆弱，操作时需特别小心。

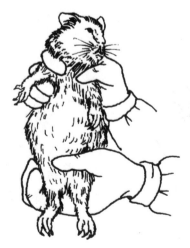

图 2-9　豚鼠静脉注射

四、家兔的捉持和给药方法

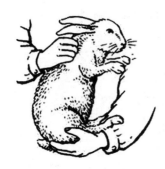

图 2-10　家兔捉持法

1. 捉持法　用一手抓住家兔颈背部皮肤，将兔提起，另一手托其臀部，使兔呈坐位姿势，如图 2-10。

2. 给药法

（1）静脉注射：将家兔置固定箱内，拔去耳壳外缘的毛，选择一条比较明显的耳缘静脉，用医用酒精棉球涂擦皮肤，使血管显露。用左手拇指和中指捏住兔的耳尖部，食指垫在兔耳注射处的下面，右手持注射器（选用 6 号针头），从近耳尖处将针头刺入血管。如见到针头确在血管内，即以左手使针头和兔耳固定，将药液推入（图 2-11）。如推注有阻力，局部发生肿胀，表明针头不在血管内，应立即拔针重新穿刺。家兔的静脉注射量一般药液为 0.2～2.0 ml/kg，等渗药液可达 10ml/kg。试以生理盐水进行练习。

（2）皮下、肌内及腹腔注射：给药方法基本上同小鼠，针头可稍大（选用 6 号或 7 号针头），给药量可稍多（皮下与肌内注射 0.5～1.0ml/kg，腹腔注射 1.0～5.0ml/kg）。

（3）灌胃：需由两人合作进行。一人取坐位，用两腿夹持兔身，左手握家兔双耳，右手抓住两前肢。另一人将木制开口器横插在家兔口内，压住舌头并固定。取 8 号导尿管从开口器中部小孔插入食管（图 2-12）。插管时易误入气管，应谨慎观察插管后动物的反应，插入气管时可引起动物剧烈挣扎和呼吸困难；也可将导尿管的外端浸入水中，如有气泡吹出，表示插在气管内，此时应拔管重插。如判明导尿管确实插在食管内，取注射器接在导尿管上，将药液推入。再推注少量空气，使导尿管中没有药液残留。慢慢抽出导尿管，取出开口器。家兔灌胃给药时的药液量一般为 5～20ml/kg。试以生理盐水进行练习。

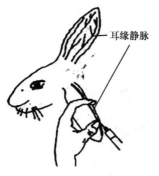

图 2-11　家兔耳缘静脉给药法

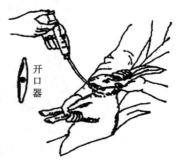

图 2-12　家兔灌胃给药法

五、蛙和蟾蜍的捉持和给药方法

1. 捉持法 通常以左手握持，用食指和中指夹住左前肢，用拇指压住右前肢，将下肢拉直，用无名指及小指夹住（图 2-13）。

2. 给药法 蛙及蟾蜍皮下有多个淋巴囊，注入药液后易吸收，通常将药物注射于胸、腹或股淋巴囊。蛙及蟾蜍的皮肤很薄，缺乏弹性，注射后药物易自针眼漏出，故进行胸部淋巴囊注射时应将蛙四肢固定，腹部向上，将针头插入口腔，由口腔底部穿过下颌肌层而达胸部皮下；进行股淋巴囊注射时，应由小腿皮肤刺入，通过膝关节而达大腿部皮下；进行腹淋巴囊注射，注射针头从蛙大腿上部刺入，经大腿肌层入腹壁肌层，再浅出至腹壁皮下，即腹淋巴囊，这样才可避免药液外漏。注入药液量一般为 0.25～0.50ml（图 2-14）。

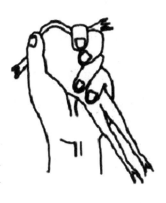

图 2-13 蛙和蟾蜍的捉持

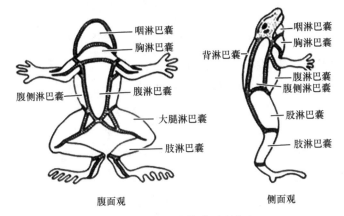

腹面观　　　　　　　　　侧面观

图 2-14 蛙和蟾蜍的淋巴囊分布

【注意事项】

（1）捉拿动物时既要大胆果断，也要小心谨慎，动作应尽量轻柔，切忌粗暴。

（2）捉拿大鼠，尤其是已经受到激惹的大鼠时，一定要注意防护，以免被其咬伤。若不慎被动物咬伤或抓伤应对伤口进行妥善处理。

（3）捉拿动物时一定要规范进行，否则容易对动物造成损伤。

（4）不可玩耍动物。

实验三　药物的半数有效量及半数致死量的测定

【实验目的】　通过实验学习药物的半数有效量（ED_{50}）及半数致死量（LD_{50}）的测定方法、步骤和计算过程。

【实验原理】　药理学中常用某种药物的 ED_{50}、LD_{50}、治疗指数（LD_{50}/ED_{50}）来表示药物的疗效、毒性及安全范围。

ED_{50} 是指使 50% 实验动物产生效应的剂量，其数值越小，表示动物对实验药物越敏感，药物的效力越强。LD_{50} 是指使 50% 实验动物死亡的剂量，数值越大，则表示药物的毒性越小。

药物的治疗指数是指药物的 LD_{50}/ED_{50}，治疗指数越大，药物越安全。LD_{50} 与 ED_{50} 的计算按改良寇氏法公式进行计算，其公式为

$$\lg ED_{50} = X_m - i\left(\sum P - 0.5\right)$$

根据反对数查出 ED_{50} 值。$\lg ED_{50}$ 的标准误：

$$S_{X_{50}} = i \times \sqrt{\left(\sum P - \sum P^2\right)/(n-1)}$$

$$ED_{50}95\%\text{置信限} = \lg^{-1}(X_{50} \pm 1.96 S_{X_{50}})$$

$$ED_{50}\text{平均置信限} = ED_{50} \pm (ED_{50}\,95\%\,\text{置信限的高限} - \text{低限})/2$$

当最大反应率＜80% 或最小反应率＞20% 时用修正方程：

$$\lg ED_{50} = X_m - i\left(\sum P - \frac{3 - P_m - P_n}{4}\right)$$

式中，X_m 为最大剂量组剂量对数值；i 为相邻两组剂量高剂量与低剂量之比的对数（相邻两组对数剂量的差值）；P 为各组动物反应率，用小数表示（如果有效率为 80% 应写成 0.80）；$\sum P$ 为各组动物反应率之总和；P_m 为最大反应率；P_n 为最小反应率。$X_{50} = \lg ED_{50}$。

在计算 LD_{50} 时，将公式中 ED_{50} 改为 LD_{50}，则式中的 X_m 为最大致死量的对数，P 为各组动物的死亡率，$\sum P$ 为各组动物死亡率总和。

为了减少误差和便于计算，在使用上述公式时，要求实验设计满足下列条件。

1. 每组实验动物数目应相等，且不应太少（10～20 只）。

2. 使最大剂量接近或等于 100% 的实验动物出现药效的剂量，最小剂量接近或等于 100% 的实验动物均不出现药效的剂量。

3. 各组剂量应呈等比例数，并使有半数组的反应率大于 50%，现举例如下。小鼠腹腔注射戊巴比妥钠，观察 24h，记录死亡数，测定 LD_{50} 的实验结果见表 2-1。

表 2-1 测定 LD$_{50}$ 的实验结果

组别	剂量（mg/10g）	实验用鼠数（只）	死亡数（只）	死亡率 P	P^2
1	1.875	10	10	1.0	1.0
2	1.50	10	7	0.7	0.49
3	1.20	10	6	0.6	0.36
4	0.96	10	2	0.2	0.04
5	0.72	10	0	0	0
	$r=0.8$			$\sum P = 2.5$	$\sum P^2 = 1.89$

由表中数据计算可得

$X_m = \lg 1.875 = 0.2730$

$i = \lg \dfrac{1.875}{1.50} = \lg 1.25 = 0.0969$

代入公式 $\lg LD_{50} = X_m - i\left(\sum P - 0.5\right)$

$$= 0.2730 - 0.0969(2.5 - 0.5)$$
$$= 0.2730 - 0.1938$$
$$= 0.0792$$

$\lg LD_{50} = 1.2 \text{mg/10g} = 120 \text{mg/kg}$

【实验器材】 鼠笼、注射器、针头等。

【实验试剂】 0.25% 的戊巴比妥钠溶液、生理盐水等。

【实验动物】 小鼠 30～60 只（体重 18～22g，雌雄均可，应注明性别）。

【实验方法】

1. 预备试验

（1）探索剂量范围：取小鼠 8～10 只，以 2 只为一组分成 4～5 组，选择组距较大的一系列剂量，分别按组腹腔注射戊巴比妥钠溶液，各组间距离按等比排列，先用 1、10、100 倍稀释量分组，找出大致范围。然后再用 1、2、4 倍稀释剂量给药，找出最高反应率的剂量（D_m）和最低反应率的剂量（D_n）（反应率在 0～100%）。

（2）确定组间剂量比值：找出 D_m 和 D_n 后，确定动物组数 n（一般为 4～10 组）。再按下列公式计算剂量比值（1：r）

$$\frac{1}{r} = \sqrt[n-1]{\frac{D_m}{D_n}}$$

r 值应在 0.3～0.6。

2. 正式试验 在预备试验所获得的 0 和 100% 有效量的范围内，选用几个剂量（一般常用 3～5 个剂量，按等比级数增减，相邻剂量比为 1：0.8 或 1：0.7），尽可能使半数组的有效率都在 50% 以上，另半数组的有效率都在 50% 以下。各组动物的只数应相等或相差无几，每组 10 只左右，动物的体重和性别要分层随机分配。完成动物分组和剂量计算后按组腹腔注射戊巴比妥钠溶液。观察 15min 后出现睡眠的只数（以翻正反射消失为出现睡眠的指标），并计算 P 值，填入表 2-2。

表 2-2　测定 ED_{50} 的实验结果

组别	剂量（mg/10g，IP）	每组动物数（只）	出现反应动物数（只）	反应率 P	P^2
1	0.625				
2	0.5				
3	0.4				
4	0.33				
5	0.27				
				$\sum P=$	$\sum P^2=$

【实验结果】

1. 计算 ED_{50} 及其标准误。

2. 利用上述一项结果算出 LD_{50} 及本项实验中测得的 ED_{50}，计算戊巴比妥钠经腹腔注射的治疗指数。

【思考题】　什么是 ED_{50} ？什么是 LD_{50} ？其测定意义和根据是什么？

实验四 有机磷酸酯的中毒、解救及乙酰胆碱酯酶活力测定

【实验目的】

1. 学会观察有机磷酸酯中毒的症状，比较阿托品与乙酰胆碱酯酶复活药的解救作用。

2. 了解中毒和解毒的原理。

【实验原理】 敌百虫（有机磷酸酯类）能与乙酰胆碱酯酶（AChE）通过共价键结合，生成难以水解的磷酰化胆碱酯酶，从而使乙酰胆碱酯酶失去水解乙酰胆碱的能力，进而使乙酰胆碱在突触间隙大量聚集，乙酰胆碱激动突触后膜上的毒蕈碱型受体（M 受体）、烟碱型受体（N 受体）从而出现 M、N 样症状及中枢神经系统症状。中毒程度及相应症状如下。轻度：以 M 样症状为主。中度：以 M、N 样症状为主。重度：除 M、N 样症状外还会出现中枢神经系统症状。

阿托品为 M 受体拮抗剂，能够与 M 受体结合阻断乙酰胆碱与 M 受体作用，从而阻断神经冲动的传递，进而迅速缓解 M 样症状。阿托品对 N_2 受体无效，故不能解除肌束震颤，对中毒晚期的呼吸肌麻痹和胆碱酯酶复活都无效。

乙酰胆碱酯酶复活药碘解磷定与磷酰化胆碱酯酶通过形成共价键生成两者的复合物，后者进一步裂解后，使乙酰胆碱酯酶游离出来恢复活性。此外，碘解磷定还可以直接与体内游离的有机磷酸酯类结合，形成磷酰化解磷定，从而避免中毒继续发展。碘解磷定可迅速制止中毒所致的肌束颤动，但对 M 样症状的缓解相对较弱。

【实验器材】 注射器、针头、手术刀片、磅秤、量瞳尺、预先置有少量草酸钾结晶的试管、试管架、木夹、棉球等。

【实验试剂】 5% 敌百虫溶液、0.05% 硫酸阿托品溶液、2.5% 碘解磷定溶液、75% 乙醇溶液等。

【实验动物】 家兔。

【实验方法】

1. 取家兔 2 只，编号，称重，观察下列指标：活动情况、呼吸（频率、幅度、节律是否均匀）、瞳孔大小、唾液分泌、大小便、肌张力及有无震颤等，并记录。

2. 以蘸有 75% 乙醇溶液的棉球涂擦耳壳，使血管扩张。当充血明显时，用手术刀片切割耳缘静脉（切口不要过大、过深），让血液自然流出，滴入预先置有少量草酸钾结晶的试管内，立即摇匀，供测定血液乙酰胆碱酯酶活力值。

3. 按 2.0ml/kg 体重，分别由耳缘静脉注射 5% 敌百虫溶液，观察上述各项指标的变化情况。

4. 25min 后中毒症状明显时，再按上法取血，留供乙酰胆碱酯酶活力测定。

立即将 1 号兔按 2.0mg/kg 体重耳缘静脉注射 0.05% 硫酸阿托品溶液，2 号兔按 50mg/kg 体重耳缘静脉注射 2.5% 碘解磷定溶液，观察上述各项指标的变化情况，应注意观察两药作用的不同。

5. 中毒症状明显减轻后，再次由两兔的耳缘静脉取血，测定血液乙酰胆碱酯酶活力。

【实验结果】 实验结果记录于表 2-3。

表 2-3　阿托品与碘解磷定对有机磷酸酯中毒的抢救作用

兔号	体重 (kg)	药物及 用量	瞳孔 (mm)	唾液 分泌	大小便次 数及性状	肌张力 及震颤	活动 情况	血液乙酰胆 碱酯酶活力
1		用药前						
		5% 敌百虫溶液（ ml）						
		0.05% 硫酸阿托品溶液（ ml）						
2		用药前						
		5% 敌百虫溶液（ ml）						
		2.5% 碘解磷定溶液（ ml）						

【注意事项】

1. 如果注射 5% 敌百虫溶液 20min 后，仍无任何中毒症状，可再注射同量的 5% 敌百虫溶液。

2. 取血后，切口流血不止，可用干棉球按压，再夹上木夹止血。

3. 观察完实验结果后，1 号兔应按 2.0ml/kg 体重再由耳缘静脉注射 2.5% 碘解磷定溶液，以防死亡。

【思考题】 根据本次实验结果，分析有机磷农药中毒机制及阿托品和碘解磷定的解毒原理。

全血乙酰胆碱酯酶活力的比色测定法

【实验原理】 在一定条件下，水解的乙酰胆碱量和乙酰胆碱酯酶的活力成正比。故加入一定量的乙酰胆碱，经血液中的乙酰胆碱酯酶作用后，测定剩余乙酰胆碱量，便可得知已水解的乙酰胆碱量，从而测出乙酰胆碱酯酶的活力。

剩余乙酰胆碱量的测定，系利用乙酰胆碱与羟胺反应生成异羟肟胺，后者在酸性条件下又与 Fe^{3+} 作用，生成红棕色的异羟肟胺酸铁配合物。

$$CH_3COOCH_2CH_2N(CH_3)_3 \xrightarrow{H_2NOH} CH_3CONHOH$$

$$\downarrow Fe^{3+}$$

$$(CH_3CONHO)_3Fe$$
$$(红棕色)$$

【实验器材】 试管、试管架、吸管、恒温水浴锅、光电比色计、漏斗、滤纸等。

【实验试剂】

1. 2/15mol/L 磷酸氢二钠溶液：称取 $Na_2HPO_4 \cdot 12H_2O$ 23.87g，用蒸馏水溶解，稀释至 500ml。

2. 2/15mol/L 磷酸氢二钾溶液：称取 K_2HPO_4 9.08g，用蒸馏水溶解，稀释至 500ml。

3. 磷酸盐缓冲液（pH 7.2）：取 2/15mol/L 磷酸氢二钠溶液 72ml，与 2/15mol/L 磷酸氢二钾溶液 28ml 混合即成。

4. 0.001mol/L 醋酸盐缓冲液（pH 4.5）：先由每升含冰醋酸 5.78ml 的水溶液 28ml 和每升含醋酸钠（不含结晶水）8.20g 的水溶液 22ml 混合，成为 0.1mol/L 的醋酸盐缓冲液（pH 4.5），再用蒸馏水稀释 100 倍。

5. 0.07mol/L 乙酰胆碱底物储存液：快速称取氯化乙酰胆碱 0.127g（或溴化乙酰胆碱 0.158g），溶于 0.001mol/L 醋酸盐缓冲液（pH 4.5）10ml 中。在冰箱中可保存 4 周。

6. 0.007 mol/L 乙酰胆碱底物应用液：临用前取 0.07mol/L 乙酰胆碱底物储存液，用磷酸盐缓冲液（pH 7.2）稀释 10 倍。

7. 碱性羟胺溶液：临用前取等量 14% 氢氧化钠溶液和 14% 盐酸羟胺溶液，混合即成。

8. 4mol/L 盐酸溶液：取比重为 1.9 的盐酸 1 容积，加蒸馏水 2 容积混合即成。

9. 10% 三氯化铁溶液：称取 $FeCl_3 \cdot 6H_2O$ 10g，用 0.1mol/L 盐酸溶液溶解，定容至 100ml。

【实验方法】 实验步骤见表 2-4。

表 2-4 全血乙酰胆碱酯酶活力的比色法测定步骤

步骤	加入量（ml）		
	标准管	测定管	空白管
1. 磷酸盐缓冲液（pH 7.2）	1.0	1.0	1.0
2. 全血（混匀后）	0.1	0.1	0.1
3. 37℃水浴预热 3min			
4. 乙酰胆碱底物应用液		1.0	
5. 37℃水浴保温 20min			
6. 碱性羟胺溶液	4.0	4.0	4.0
7. 乙酰胆碱底物应用液	1.0		
8. 室温静置 2min			
9. 4mol/L 盐酸溶液	2.0	2.0	2.0
10. 10% 三氯化铁溶液	2.0	2.0	2.0

续表

步骤	加入量（ml）		
	标准管	测定管	空白管
11. 乙酰胆碱底物应用液			1.0
12. 用滤纸过滤，于 15min 内用光电比色计比色，选用 525nm（绿色）滤光板，以蒸馏水校正吸收度零点，读取各管吸收度。			

【计算】

乙酰胆碱酯酶活力（单位/ml）=

$$\frac{（标准管吸收度-空白管吸收度）-（测定管吸收度-空白管吸收度）}{标准管吸收度-空白管吸收度}\times70$$

实验五　地西泮的抗惊厥作用

【实验目的】 观察局部麻醉药的中毒反应和地西泮的抗惊厥作用。

【实验原理】 局部麻醉药过量可吸收入血，进入中枢后使边缘系统兴奋灶扩散，以至出现兴奋、抽搐和惊厥。地西泮作用于边缘系统，加强了γ-氨基丁酸（GABA）能神经元的抑制作用，可有效对抗局部麻醉药中毒性惊厥。

【实验器材】 兔固定箱、台式磅秤、5ml注射器、6号针头等。

【实验试剂】 5%盐酸普鲁卡因溶液、0.5%地西泮溶液等。

【实验动物】 家兔（体重2～3kg）。

【实验方法】 取家兔1只，称重，拔去耳缘静脉注射部位被毛，剪去一侧臀部被毛，观察正常活动情况。然后在臀部肌内注射5%盐酸普鲁卡因溶液（2ml/kg），观察动物的活动、姿势、肌张力及呼吸等变化。当家兔出现典型的局部麻醉药中毒惊厥后，由耳缘静脉缓慢推注0.5%地西泮溶液（0.5～1ml/kg）直到肌肉松弛为止。

【实验结果】 见表2-5。

表2-5　地西泮的抗惊厥作用

	给药前	注射盐酸普鲁卡因后	注射地西泮后
家兔反应			

【注意事项】

1. 本实验采用盐酸普鲁卡因静脉注射，剂量要准确，量少达不到引起动物惊厥的目的，量大则易致动物呼吸抑制而死亡。

2. 盐酸普鲁卡因过量中毒表现为强直性惊厥，此时应立即静脉注射地西泮。

3. 静脉注射地西泮时应缓慢推注，并且要密切观察动物的呼吸情况。

【思考题】

1. 地西泮的作用特点、作用机制和用途有哪些？

2. 地西泮静脉推注过快为何会引起呼吸抑制？

实验六　药物的镇痛作用

【实验目的】　了解用腹腔注射刺激性物质引起扭体反应来筛选镇痛药的方法，并观察中枢镇痛药与解热镇痛药的镇痛作用。

【实验原理】　一些化学物质如乙酸、酒石酸锑钾、缓激肽等注入腹腔，可引起动物的疼痛反应，其表现为腹部内凹、后腿伸张、臀部抬高、躯体扭曲，这种现象称扭体反应。哌替啶可兴奋中枢的阿片受体，产生强大的镇痛作用。

【实验器材】　鼠笼、天平、注射器、针头等。

【实验试剂】　0.2%哌替啶溶液、0.2%阿司匹林溶液、0.6%乙酸溶液、生理盐水等。

【实验动物】　小鼠。

【实验方法】　取小鼠6只，分成3组，每组2只，编号，称量体重并记录。甲组腹腔注射0.2%哌替啶溶液0.1ml/10g；乙组腹腔注射0.2%阿司匹林溶液0.1ml/10g；丙组腹腔注射生理盐水0.1ml/10g作为对照。给药后30min，各组鼠分别腹腔注射0.6%乙酸溶液0.2ml/只，观察10min内各组产生扭体反应的动物数。（扭体反应的表现为腹部内凹、躯体扭曲、后肢伸张等）。

【实验结果】　见表2-6。

表2-6　哌替啶与阿司匹林镇痛作用观察

组别	鼠数（只）	镇痛药物	致痛药物	扭体反应鼠数（只）	无扭体反应鼠数（只）	镇痛百分率（%）
甲	2	0.2%哌替啶溶液				
乙	2	0.2%阿司匹林溶液	0.6%乙酸溶液每只0.2ml			
丙	2	生理盐水				

实验结束后，综合各组实验结果，用下方公式计算各药镇痛百分率。

$$药物镇痛百分率 = \frac{实验组无扭体反应动物数 - 对照组无扭体反应动物数}{对照组扭体反应动物数} \times 100\%$$

【注意事项】　也可用0.05%酒石酸锑钾溶液0.5ml代替0.6%乙酸溶液，但最好用前临时配制，因为存放过久，其作用会减弱。

【思考题】　哌替啶与阿司匹林作用机制有何不同？

实验七 氯丙嗪的安定作用

【实验目的】 观察氯丙嗪对小鼠激怒反应的影响。

【实验原理】 氯丙嗪可通过阻断动物中脑-边缘系统和中脑-皮质通路中的 D_2 受体，发挥安定和镇静作用，使动物对外界刺激反应性降低，反应时间延长。

【实验器材】 药理生理实验多用仪及其附件激怒刺激盒、注射器、针头、鼠笼、天平等。

【实验试剂】 0.1%盐酸氯丙嗪溶液、生理盐水、苦味酸溶液等。

【实验动物】 异笼喂养体重25g左右的雄性小鼠。

【实验方法】

1. 将药理生理实验多用仪后面板上的旋钮开关拨向"激怒"一边（不能拨向"恒温"一边），交流电压输出调节旋钮逆时针方向旋至最小。把交流电压输出线插入后面板的"交流电压输出"插座中，另一端的两个鳄鱼夹分别夹在附件盒的红、黑接线柱上。取出附件盒中的金属板。将多用仪的刺激方式置于"连接B"，时间置于"1s"挡，频率A置于"8Hz"挡。

2. 取异笼喂养的雄性小鼠4只，称记体重。每2只鼠为一对，分次放入附件盒内。接通电源，调节交流电压输出的强度，逐渐由小增大，直至小鼠出现激怒反应（两鼠竖立，互相撕咬）为止（50～60V）。记录阈值电压（V）。

3. 取一对小鼠腹腔注射盐酸氯丙嗪溶液0.15mg/10g（0.1%溶液0.15ml/10g），另一对小鼠给予生理盐水0.15ml/10g。给药后20min，分别再以给药前的阈值电压进行刺激，观察两对小鼠给药前后反应的差异。

【实验结果】 见表2-7。

表2-7 氯丙嗪的安定作用

鼠号	体重（g）	药物及剂量	激怒阈值电压（V）	激怒反应	
				给药前	给药后
1					
2					
3					
4					

【思考题】 试从上述结果讨论氯丙嗪的安定作用特点及用途。

实验八　传出神经系统药物对离体血管环的影响

【实验目的】 观察拟肾上腺素药和抗肾上腺素药对大鼠主动脉环的作用，掌握离体动脉环的制备方法。

【实验原理】 血管平滑肌上存在 α 受体，去甲肾上腺素可激动 α 受体，使血管收缩，酚妥拉明是 α 受体的拮抗剂，可以对抗去甲肾上腺素的作用。

【实验器材】 BL-420 生物机能实验系统、恒温水浴锅、张力换能器、烧杯、氧气、针头、培养皿、手术线、手术针、剪刀、镊子等。

【实验试剂】 0.01% 去甲肾上腺素溶液、0.01% 肾上腺素溶液、1% 酚妥拉明溶液、克氏液（K-H 液）、蒸馏水等。

【实验动物】 大鼠。

【实验方法】

1. 打开 BL-420 生物机能实验系统，连接换能装置，调节生物信号，将恒温水浴温度调整在 37℃ ±0.5℃。

2. 将大鼠处死，迅速分离胸主动脉，在近心端取一段胸主动脉置于盛有冷 K-H 液的培养皿内，通氧气。剪除血管周围的结缔组织，剪成 3～4mm 的血管环，将血管环悬挂于预置 5ml K-H 液的浴槽内，37℃恒温，通氧气，一端固定于张力换能器上。调节静息张力 2g，稳定 15min 后，描绘正常收缩曲线。然后给药：用注射器依次向浴槽中加入下列物质，描记曲线变化，每次加药后，均用 K-H 液冲洗 2～3 次。

（1）0.01% 去甲肾上腺素溶液，0.1ml。

（2）0.01% 肾上腺素溶液，0.1ml。

（3）1% 酚妥拉明溶液，0.1ml，加入 15min 后，重复上述步骤（1）和（2）。

【实验结果】 复制描记曲线，标明药物和剂量。

【注意事项】

1. 标本勿用手拿，应用镊子取，不能在空气中暴露过久，以免失去敏感性。

2. K-H 液须用新鲜蒸馏水配制。

【思考题】 传出神经末梢释放的递质主要有哪些？各自作用于哪些受体？分别具有何种功能？

实验九 传出神经系统药物的量效关系及竞争性拮抗作用

【实验目的】

1. 掌握离体平滑肌张力的测定方法。

2. 观察拟胆碱药和抗胆碱药对离体平滑肌张力的影响及量效关系。

3. 通过实验理解竞争性拮抗剂的作用特点。

【实验原理】 肠道平滑肌上分布有 M 受体，乙酰胆碱可激动 M 受体，引起平滑肌收缩，表现为肌张力增加，收缩频率加快。阿托品是 M 受体拮抗剂，阻断 M 受体后表现为肌张力减小，收缩频率降低。

【实验器材】 BL-420 生物机能实验系统、张力换能器、恒温水浴锅、氧气、木槌、手术剪、手术线、手术刀、镊子、培养皿等。

【实验试剂】 5.5mmol/L 氯化乙酰胆碱溶液、0.05% 硫酸阿托品溶液、台氏液等。

【实验动物】 家兔。

【实验方法】

1. 离体肠管制备 取家兔一只，用木槌击打枕骨处死，迅速打开腹腔，取空肠至回肠部分的肠管，置于 4℃台氏液中，清洗肠内容物，除去肠管脂肪、肠系膜，将肠管剪成 2cm 小段备用。

2. 安装离体肠管 在肠管两端各穿一线，固定在充满台氏液的水浴槽中（37℃，10ml），肠管上端与张力换能器连接，调整初始张力为 2g 左右，通入氧气，1s 两个气泡。待基线平稳后（平衡时间为 30min 左右），开始实验。

3. 绘制量效关系曲线 按表 2-8 的剂量依次加入氯化乙酰胆碱，记录张力的变化（每加入一次氯化乙酰胆碱，等待张力平稳后再加入下一剂量），直至加入氯化乙酰胆碱后，张力不再变化，即达到最大效应。

表 2-8 氯化乙酰胆碱浓度与肌张力关系

氯化乙酰胆碱溶液（mmol/L）	加药量（µl）	终浓度（mmol/L）	平滑肌张力（g）
0	0	0	
5.5	12.5	6.00×10^{-3}	
5.5	25	1.20×10^{-2}	
5.5	50	2.40×10^{-2}	
5.5	100	4.80×10^{-2}	
5.5	150	7.20×10^{-2}	
5.5	200	9.60×10^{-2}	
5.5	300	1.44×10^{-1}	
5.5	400	1.92×10^{-1}	

以氯化乙酰胆碱浓度的对数值为横坐标，平滑肌张力为纵坐标，绘制量效关系曲线。

4. 加入阿托品对量效曲线的影响　用台氏液冲洗水浴槽 3 次，保证无残留的氯化乙酰胆碱，平衡 15min，加入 0.05% 硫酸阿托品溶液 50μl，再次按表 2-8 的剂量绘制量效曲线，比较两次得到的曲线，判断阿托品是竞争性拮抗剂还是非竞争性拮抗剂。

【注意事项】

1. 肠管清洗，穿线时要轻柔，避免用手直接接触肠管，所有操作要在台氏液中进行。

2. 测定张力时，要确保肠管完全浸入水浴槽的台氏液中。

3. 肠管两端穿线时不可将肠管缝死，以免影响药物与肠管的接触。

实验十 利多卡因的抗心律失常作用

【实验目的】 学习氯化钡诱发家兔心律失常的方法，以心电图变化为指标，观察利多卡因的抗心律失常作用。

【实验原理】 氯化钡能促进浦肯野纤维的钠离子内流，提高舒张期的除极速率，从而诱发室性心律失常。可表现为期前收缩、二联律、室性心动过速、心室颤动等。利多卡因能轻度抑制钠离子内流并促进钾离子外流，对氯化钡诱发的心律失常有治疗作用。

【实验器材】 BL-410 生物信号记录分析系统、兔解剖台、注射器、针头、秒表、磅秤等。

【实验试剂】 0.5% 利多卡因溶液、0.4% 氯化钡溶液、25% 氨基甲酸乙酯溶液、生理盐水等。

【实验动物】 家兔。

【实验方法】

1. 取家兔 2 只，称重，耳缘静脉注射 25% 氨基甲酸乙酯溶液 4ml/kg，麻醉后俯卧位固定于兔解剖台上。

2. 连接心电描记装置，将针形电极分别插入兔四肢前侧皮下（右前肢——白，左后肢——红，右后肢——黑）。启动 BL-410 生物信号记录分析系统，信号输入心电通道，选择Ⅱ导联监视心电图变化，记录一段正常心电图，待稳定后给药。

3. 耳缘静脉缓慢注射 0.4% 氯化钡溶液 1ml/kg，记录心率变化，注意是否出现期前收缩或室性心动过速。

4. 待心律失常出现后，其中一只家兔立即缓慢静脉注射 0.5% 利多卡因溶液 1ml/kg，观察心律失常有无改善。若 10min 之内无明显改善，可再次缓慢静脉注射半量 0.5% 利多卡因溶液。

5. 另一只家兔心律失常出现后，静脉注射等容量生理盐水作对照，并记录心电图。

【实验结果】

1. 记录并描记各给药组家兔典型变化心电图。

2. 记录各组出现心律失常时间及心电图恢复正常时间（表 2-9）。

表 2-9 利多卡因的抗心律失常作用实验结果

组别	体重 (kg)	性别	剂量 (mg/kg)	给药量 (ml)	心律失常出现时间 (s)	心电图恢复正常时间 (s)
利多卡因						
生理盐水						

【**注意事项**】

1. 0.4% 氯化钡溶液需新鲜配制，快速注射。

2. 0.5% 利多卡因溶液要缓慢注射。

【**思考题**】　分析利多卡因抗心律失常的作用机制和适应证。

实验十一 利尿药和脱水药对家兔尿量的影响

【实验目的】

1. 了解急性利尿实验方法。

2. 观察高渗葡萄糖注射液和呋塞米对不麻醉兔的利尿作用。

3. 掌握兔导尿管正确插入方法。

【实验原理】 利尿药呋塞米又名速尿、呋喃苯胺酸，它主要作用于髓袢升支粗段，抑制 Na^+、K^+-$2Cl^-$ 同向转运体，影响尿液的稀释和浓缩，产生强大的利尿作用。脱水药高渗葡萄糖注射液静脉注射给药后，可提高血浆渗透压，产生组织脱水作用，且葡萄糖通过肾脏排出体外时，不易被重吸收，可增加尿液渗透压，促进水和部分离子排出，产生渗透性利尿作用。

【实验器材】 兔手术台、10 号导尿管、量筒、烧杯、注射器、针头等。

【实验试剂】 50% 葡萄糖注射液、生理盐水、液体石蜡、1% 呋塞米溶液或 2% 依他尼酸溶液等。

【实验动物】 家兔（雄性，2kg 以上）。

【实验方法】 取雄兔 2 只，称重，分别用兔灌胃器灌入温水 40ml/kg。30min 后，家兔背位固定于手术台上。将 10 号导尿管尖端用液体石蜡润滑后自尿道轻而慢地插入，导尿管通过膀胱括约肌进入膀胱即有尿液滴出，再插入 1～2cm（共插入 8～12cm），用胶布将导尿管与兔体固定。将最初 5min 内滴出的尿液弃去不计。滴速稳定后，在导尿管下接一量筒，收集 20min 内滴出的尿液，计其体积（ml），作为给药前的对照值。然后两兔分别给药，甲兔自耳缘静脉注射 50% 葡萄糖注射液 5ml/kg，乙兔自耳缘静脉注射 1% 呋塞米溶液 4mg/kg（1% 溶液 4ml/kg）或 2% 依他尼酸 6mg/kg（2% 溶液 0.3ml/kg），收集并计量给药后 20min 内的尿量，比较两兔给药前后排出尿量的变化。

【实验结果】

1. 记录给药后初次产生尿液的时间。

2. 记录各组实验动物 20min 内的尿量（表 2-10）。

表 2-10 呋塞米和高渗葡萄糖注射液对家兔尿量的影响

兔号	体重（kg）	药物	给药前 20min 内尿量（ml）	给药后 20min 内尿量（ml）
甲		50% 葡萄糖注射液		
乙		1% 呋塞米溶液		

【注意事项】

1. 为避免导尿不畅，不宜涂抹过多液体石蜡，也可在导尿管的尖端两侧各剪一小孔。

2. 导尿管插入的深度要适当，不宜太深也不宜太浅，如果插入适当深度仍然没有尿液流出，轻轻旋转导尿管或进行适度调节。

3. 如果遇到导尿管插入阻力较大，可以轻柔地变换一下角度，避免用力过大导致动物组织器官损伤。

【思考题】

1. 利尿药及脱水药的定义各是什么？在本实验中能否看出两者的区别？

2. 利尿药及脱水药的作用机制及临床应用分别是什么？

实验十二　非甾体抗炎药与甾体抗炎药的抗炎作用比较

【实验目的】

1. 了解使用新鲜蛋清引起急性炎症的方法及急性炎症的反应症状。

2. 通过实验观察非甾体抗炎药阿司匹林与甾体抗炎药糖皮质激素的抗炎作用差异。

3. 掌握足容积测量法对具有抗炎作用药物的筛选方法。

【实验原理】　异性蛋白进入机体可在短期内引起组织的急性炎症反应，致使炎症部位在短时间内明显肿胀。非甾体抗炎药与甾体抗炎药均具有抗炎作用，但二者抗炎机制、抗炎效果及临床应用有所不同。本实验通过测定小鼠足容积，观察炎症的发生及非甾体抗炎药阿司匹林与甾体抗炎药糖皮质激素的抗炎作用。

【实验器材】　0.5ml 注射器、针头、鼠笼、天平、足容积测定仪、铁支架、滴定管夹、双凹夹、木试管夹等。

【实验试剂】　0.06% 醋酸泼尼松溶液（0.5% 羧甲基纤维素钠溶液混悬）、4% 阿司匹林溶液（0.5% 羧甲基纤维素钠溶液混悬）、生理盐水、新鲜鸡蛋清等。

【实验动物】　清洁级 18～22g 雄性昆明种小鼠。

【实验方法】　取体重 18～22g 的昆明种小鼠 30 只，随机分为甲、乙、丙三组，分别用墨汁在小鼠左踝关节上作点状标记，以此为准用小鼠足容积测定仪测定踝关节以下的体积即为正常足容积。然后甲组各鼠灌胃给予 0.06% 醋酸泼尼松溶液 6mg/kg（0.1ml/10g），乙组灌胃给予 4% 阿司匹林溶液 400mg/kg（0.1ml/10g），丙组各鼠灌胃给予等容积的生理盐水作为对照。30min 后，分别于各组小鼠左足第 3、4 趾间皮下注射新鲜鸡蛋清 0.05ml/只，此后 30min 和 60min 再分别测量各鼠左足容积。以左足致炎前后的足容积之差作为足肿胀度，计算足肿胀率。

$$足肿胀率 = \frac{致炎后足容积-致炎前足容积}{致炎前足容积} \times 100\%$$

【实验结果】　将足肿胀率填入表 2-11，并对各组实验动物进行 t 检验统计分析，比较给药组对于急性炎症反应是否有治疗作用，甾体抗炎药与非甾体抗炎药之间是否有显著性差异。

表 2-11　阿司匹林与醋酸泼尼松抗炎作用比较（$n = 10$，$\bar{x} \pm s$）

组别	药物	给药剂量	正常足容积（ml）	足肿胀度（ml）		足肿胀率（%）	
				30min	60min	30min	60min
甲	醋酸泼尼松	6mg/kg					
乙	阿司匹林	400mg/kg					
丙	生理盐水	等体积					

【**注意事项**】 为避免系统误差，注意在左踝关节上作点状标记和查看足容积刻度时尽量做到标准一致，应由同一个人完成，避免不同人操作而引起误差。

【**思考题**】

1. 非甾体抗炎药阿司匹林与甾体抗炎药糖皮质激素的抗炎作用机制与临床应用分别是什么？

2. 本实验非甾体抗炎药阿司匹林与甾体抗炎药糖皮质激素的抗炎效果有无区别？

3. 通过该实验可以观察到急性炎症有哪些表现？

实验十三　阿司匹林的解热镇痛及抗炎作用

【实验目的】

1. 理解镇痛的含义。

2. 了解建立发热模型的原理和方法。

3. 掌握热板法对药物镇痛作用的筛选方法。

4. 掌握耳肿胀法测定药物的抗炎作用。

【实验原理】　外源性致热原如大肠杆菌内毒素可导致机体产生致热原如白介素-1，作用于体温调节中枢，合成与释放前列腺素（PG）增多，使调定点上移，致使产热增加、散热减少，体温升高。以阿司匹林为代表的解热镇痛药，通过抑制体内前列腺素的合成而降低发热有机体的体温，但不影响正常体温。

腹腔注射刺激性物质或将一定的热刺激作用于机体局部，可使被刺激的组织产生致痛物质如缓激肽等，引起疼痛。解热镇痛药阿司匹林通过抑制前列腺素及其他机械性或化学性刺激敏感物质（如缓激肽、组胺）的合成，减弱炎症时所产生的活性物质对末梢化学感受器的刺激。

二甲苯是常用的化学致炎剂，可诱导组胺、缓激肽及纤维蛋白溶解酶等炎症介质释放，进而引起局部毛细血管通透性的增加、炎症细胞的浸润、急性渗出性炎性水肿等。阿司匹林对急性炎症有对抗作用。

【实验器材】　注射器、针头、天平、计时器、直肠体温计、热板仪、打孔器等。

【实验试剂】　4%阿司匹林溶液（0.5%羧甲基纤维素钠溶液混悬）、0.4μg/ml大肠杆菌内毒素、0.6%乙酸溶液、生理盐水、二甲苯、液体石蜡、苦味酸等。

【实验动物】　清洁级18～22g昆明种小鼠。

【实验方法】

1. 阿司匹林对发热小鼠的解热作用　小鼠实验前6h禁食不禁水，实验当天连续测温3次，取其平均值为基础体温，剔除单次体温大于38℃或3次肛温波动大于0.5℃的实验动物。为避免测温时动物受伤，须在体温计探头处涂上液体石蜡。造模前检测3次体温，取平均值作为基础体温，将符合实验要求的小鼠随机分为阿司匹林给药组和生理盐水组，每组5只。每只小鼠腹腔注射0.4μg/ml大肠杆菌内毒素10μg/kg（0.25ml/10g），给药组腹腔注射4%阿司匹林溶液400mg/kg（0.1ml/10g），对照组腹腔注射等体积的生理盐水，每隔30min测1次体温，连续监测90min，记录体温变化（表2-12）。

2. 热板法测定阿司匹林对小鼠的镇痛作用　调节热板仪，使其温度为50℃±0.1℃。取雌性小鼠放置在热板上，立即记录时间。从放置在热板上开始到小鼠出现舔后足为止这段时间为该鼠的痛阈。凡小鼠在30s内不舔后足而逃避、跳跃者弃之。重复测小鼠的痛阈一次，将 2 次结果平均值作为该鼠给药前的痛阈。

　　将筛选合格的小鼠随机分为两组，每组 5 只。甲组腹腔注射 4% 阿司匹林溶液 800mg/kg（0.2ml/10g），乙组给予等容积的生理盐水。于药后 15min、30min 和 60min 各测一次痛阈，记录在表 2-13 中。如给药后痛阈超过 60s，则停止测试而按 60s 计算，以免时间太长将脚爪烫坏。计算用药后 15min、30min、60min 痛阈提高百分率，并将痛阈平均值进行 t 检验。以时间为横坐标，痛阈提高百分率为纵坐标画图，比较两组的镇痛强度及时效关系。

痛阈提高百分率 =(给药后的平均痛阈–给药前的平均痛阈)/给药前的平均痛阈 ×100%

表 2-12　阿司匹林对发热小鼠的解热作用（$n = 5$，$\bar{x} \pm s$）

组别	给药前体温（℃）	给药后体温（℃）			
		0min	30min	60min	90min
阿司匹林					
生理盐水					

表 2-13　热板法测定阿司匹林对小鼠的镇痛作用（$n = 5$，$\bar{x} \pm s$）

组别	动物数量（只）	痛阈平均值（s）			痛阈提高百分率（%）		
		给药前	给药后 15min	给药后 30min	给药后 60min	给药后 15min	给药后 30min	给药后 60min
阿司匹林								
生理盐水								

　　3. 耳肿胀法测定阿司匹林对小鼠的抗炎作用　取雄性小鼠，随机分为 2 组，每组 5 只。甲组灌胃给予 4% 阿司匹林溶液 400mg/kg（0.1ml/10g），乙组给予等体积的生理盐水。1h 后，各组小鼠均于右耳正反两面涂抹二甲苯（正反各 25μl），致炎 1h 后将各组小鼠颈椎脱白处死，剪下整个耳片，以 8mm 打孔器在左右耳对称部位打下耳片，称重，计算耳肿胀度、耳肿胀率和炎症抑制率（表 2-14）。

耳肿胀度 = 右耳片质量 – 左耳片质量

耳肿胀率 =（右耳片质量 – 左耳片质量）/左耳片质量 ×100%

炎症抑制率 =（空白组平均肿胀度 – 给药组平均肿胀度）/空白组平均肿胀度 ×100%

表 2-14　耳肿胀法测定阿司匹林对小鼠的抗炎作用（$n = 5$，$\bar{x} \pm s$）

组别	右耳片质量（mg）	左耳片质量（mg）	耳肿胀度（mg）	耳肿胀率（%）
阿司匹林				
生理盐水				

【**注意事项**】

1. 热板法测定药物的镇痛作用时，小鼠应选用雌性，因雄性小鼠遇热时阴囊松弛，与热板接触反应过于敏感（易致跳跃），影响实验结果。

2. 室温在 13～18℃时，动物对痛反应时间波动较小，实验时应将室温控制在此范围内。

3. 正常小鼠放在热板上一般 10～15s 内出现不安、举前肢、舔前足等现象，但上述动作均不作为痛指标，只有舔后足才作为疼痛指标。

【**思考题**】

1. 分析阿司匹林的解热镇痛及抗炎机制。

2. 影响热板法实验准确性的因素有哪些？

实验十四　胰岛素的过量反应及其解救

【实验目的】

1. 观察胰岛素过量引起的低血糖反应及葡萄糖的抢救效果。

2. 练习小鼠腹腔注射给药法。

【实验原理】　胰岛素是由胰岛 B 细胞合成和分泌的含有 51 个氨基酸残基的肽类激素，由 A 和 B 两条多肽链经二硫键相连组成，其主要生理功能是调节代谢。胰岛素是体内唯一降低血糖水平的激素，主要通过：①促进外周组织对葡萄糖的转运和利用；②促进糖原的合成、抑制糖原分解；③抑制糖异生等方面来降低血糖水平，同时又可以促进脂肪、蛋白质的合成。本实验给小鼠注射大量胰岛素之后，可导致小鼠血糖降低，引起低血糖性休克，发生精神不安、惊厥等低血糖症状。

【实验器材】　注射器、针头、天平、烧杯、恒温水浴锅、鼠笼等。

【实验试剂】　2U/ml 胰岛素溶液、50% 葡萄糖注射液、酸性生理盐水（pH 2.5～3.5）等。

【实验动物】　清洁级 18～22g 昆明种小鼠。

【实验方法】　取小鼠提前禁食 24h，称重后分为实验组（6 只）和空白对照组（3 只）。给实验组小鼠腹腔注射 2U/ml 胰岛素溶液 0.1ml/10g（0.2U/10g），给空白对照组小鼠注射等量酸性生理盐水。将两组动物均放在 30～37 ℃环境中（小鼠置于烧杯中，之后放入恒温水浴锅中），并记下时间，注意观察并比较两组动物的神态、姿势及活动情况。当实验组小鼠出现明显反应时（角弓反张、乱滚等惊厥反应），记录时间，并立即给实验组 3 只小鼠腹腔注射 50% 葡萄糖注射液 0.1ml/10g，另外 3 只小鼠不做处理。分别比较实验组和空白对照组、葡萄糖解救及不立即解救实验动物的活动情况，进行记录并分析结果。

【实验结果】　将上述结果记录于表 2-15 中，并对结果进行分析。

表 2-15　小鼠胰岛素过量反应及葡萄糖解救后反应

组别	体重（g）	药物及剂量	用药后反应
实验组		2U/ml 胰岛素溶液 0.1ml/10g	
		2U/ml 胰岛素溶液 0.1ml/10g+	
		50% 葡萄糖注射液 0.1ml/10g	
空白对照组		酸性生理盐水 0.1ml/10g	

【注意事项】

1. 实验小鼠在实验前须禁食 18～24h。

2. 酸性生理盐水的配制：取 0.1mol/L 盐酸溶液 10ml，加入 300ml 生理盐水中，调节其 pH 为 2.5～3.5。

3. 2U/ml 胰岛素溶液：宜使用普通胰岛素，因普通胰岛素显效快，实验现象明显；并应使用酸性生理盐水稀释至所需浓度，因胰岛素在酸性条件下吸收较快，起效快。

4. 实验温度：夏季可为室温，冬季最好将注射胰岛素的小鼠放在 30～37℃ 环境中保温，因温度过低时反应出现较慢。

【思考题】

1. 胰岛素的药理作用和临床用途有哪些？

2. 胰岛素过量会引起哪些不良反应？如何抢救？

实验十五　药物的抗凝作用

【实验目的】　掌握毛细管法测定凝血时间的方法，理解肝素钠和柠檬酸钠（枸橼酸钠）抗凝的机制。

【实验原理】　凝血时间是指从血液流出体外至血液凝固所需的时间，用以检查凝血过程的快慢。凝血是一个复杂的酶联反应，涉及一系列凝血因子的依次激活，最终将水溶性的纤维蛋白原变为不溶的纤维蛋白，形成血凝块，阻断出血。

肝素是一种分子质量 3～30kDa 的糖胺聚糖，在体内或体外都具有抗凝作用。肝素抗凝依赖于抗凝血酶Ⅲ（antithrombin Ⅲ，AT Ⅲ），AT Ⅲ可与凝血酶和多种凝血因子结合并使之灭活，但该反应正常情况下发生很缓慢。肝素与 AT Ⅲ结合后，可加速 AT Ⅲ与凝血因子的结合，加快凝血因子灭活速率，起到抗凝血作用。

枸橼酸钠中的酸根离子可与血浆中钙离子形成配合物，钙离子是多个凝血因子的辅因子，参与凝血因子的激活，当血浆中钙离子缺乏时，凝血受到抑制。

【实验器材】　注射器、针头、0.5mm 毛细管、1.5ml 离心管、电子天平、秒表等。

【实验试剂】　肝素钠溶液（5000U/ml）、生理盐水、枸橼酸钠等。

【实验动物】　清洁级 18～22g 昆明种小鼠。

【实验方法】

1. 体内抗凝

（1）取 6 只小鼠，分为两组，每组 3 只，称重，分别注射肝素钠溶液 0.2ml/10g 和等量生理盐水，30min 后测定凝血时间。

（2）凝血时间测定：取毛细管刺入小鼠眼内眦部，轻轻旋转刺破毛细血管，使血液注满毛细管，从血液流出时开始计时。每隔 30s 折断一段毛细管，观察到有血丝出现即为小鼠凝血时间。

2. 体外抗凝

（1）取 6 只小鼠，分为两组，每组取 3 只小鼠，毛细管眼角静脉丛取血，置于 1.5ml 离心管，共 6 管，每管 0.5ml 左右。

（2）其中 3 管加 0.1ml 生理盐水，另外 3 管加 0.1ml 4% 枸橼酸钠溶液。

（3）每隔 30s 将离心管轻轻倾斜，观察血液是否流动。直至离心管倒置时血液不流动为止，即为凝血时间。

【实验结果】　将结果记录于表 2-16、表 2-17。

表 2-16 体内抗凝实验凝血时间（s）

组别	管号			平均值	标准差
	1	2	3		
生理盐水					
肝素钠					

表 2-17 体外抗凝实验凝血时间（s）

组别	管号			平均值	标准差
	1	2	3		
生理盐水					
枸橼酸钠					

【思考题】

1. 复习体内凝血和溶血的过程。

2. 肝素钠和枸橼酸钠都有抗凝血作用，两者临床应用有什么区别？

实验十六 磺胺嘧啶钠的药动学参数测定

【实验目的】

1. 以磺胺嘧啶钠为例，学习药物的血药浓度测定方法并绘制浓度-时间曲线（即药-时曲线）。

2. 学习估算重要药动学参数 [消除半衰期（$t_{1/2}$）、药-时曲线下面积（AUC）、清除率（CL）、表观分布容积（V_{ss}）] 的基本方法，并对药动学特征进行评价。

【实验原理】

药动学（PK）研究的难点在于建立选择性强、精密度和准确度高、灵敏、快速的分析方法，测定生物样品中微量药物和代谢产物浓度。生物样品中药物及代谢产物的分析方法包括色谱法、放射性同位素标记法和微生物学方法等。应根据受试物的性质，选择特异性好、灵敏度高的测定方法。色谱法包括高效液相色谱法（HPLC）、气相色谱法（GC）和色谱-质谱联用法 [如液相色谱-质谱法（LC-MS）、液相色谱-串联质谱法（LC-MS/MS）、气相色谱-质谱法（GC-MS）、气相色谱-串联质谱法（GC-MS/MS）]。其中紫外-可见光检测器是 HPLC 中应用最广泛的检测器之一，几乎所有的液相色谱仪都配有这种检测器。其特点是灵敏度高、线性范围宽、噪声低、检测后不破坏样品，可用于制备，并能与几乎所有检测器串联使用。但是在需要同时测定生物样品中多种化合物的情况下，LC-MS/MS 和 GC-MS/MS 在特异性、灵敏度和分析速度方面有更多的优势。

方法学验证是生物样品分析的基础。所有药动学研究结果，都依赖于生物样品分析，只有可靠的方法才能得出可靠的结果。应通过准确度、精密度、特异性、灵敏度、重现性、稳定性等研究，对建立的方法进行验证。制备随行标准曲线并对质控样品进行测定，以确保生物样品分析数据的可靠性。

根据药动学数据（药-时曲线）估算主要药动学参数的方法可分为非房室模型分析（non-compartmental analysis，NCA）法和药动学模型化法，其中药动学模型化法是把机体以类群形式分为几个不同的隔室或房室，然后根据药物在各房室间的转运或消除速率常数建立能够反映药物在机体内的变化规律的数学模型。其药动学参数的估算都是依据房室模型而进行的。NCA 法不需要对药物或代谢产物设定专门的房室，只要药物符合线性药物动力学，不管属于何种房室模型，都能采用此法计算药动学参数，即同样的计算方法适用于大多数药物。同时 NCA 法是处理在体内分布和消除不规则的药物药动学分析的主要手段。NCA 法计算的药动学参数是新药研发过程中必须提交给药政管理部门的数据，此外，生物等效性（bioequivalence）分析是基于 NCA 结果开展的。NCA 法求算药动学参数如下所示。

1. 消除速率常数

$$k(\lambda_z) = -\text{slope}, \quad \text{slope} = \frac{\ln \dfrac{c_1}{c_2}}{(t_2 - t_1)}$$

slope 为药-时半对数图中末端消除相的斜率，c_1 为末端消除相第一时间点对应的浓度，c_2 为末端消除相最后一个时间点对应的浓度，t_1、t_2 分别为对应时间。

2. 药-时曲线下面积

$$\text{AUC} = \int_0^\infty C\mathrm{d}t \approx \sum_{i=1}^{i=n} \frac{(C_i + C_{i-1})}{2} \times (t_i - t_{i-1}) + \frac{C_n}{\lambda_z}$$

3. 药-时曲线一阶矩

$$\text{AUMC} = \int_0^\infty C \times t\mathrm{d}t \approx \sum_{i=1}^{i=n} \frac{\left([C \times t]_i + [C \times t]_{i-1}\right)}{2} \times (t_i - t_{i-1}) + \frac{C \times t_n}{\lambda_z} + \frac{C_n}{\lambda_z^2}$$

4. 平均滞留时间

$$\text{MRT} = \frac{\text{AUMC}}{\text{AUC}}$$

5. 清除率

$$\text{CL} = \frac{\text{Dose}_{iv}}{\text{AUC}_{iv}}$$

6. 表观分布容积

$$V_{ss} = \text{CL} \times \text{MRT}$$

7. 消除半衰期

$$t_{1/2} = \frac{0.693}{k}$$

【**实验器材**】 高效液相色谱仪（配有紫外-可见检测器）、磅秤、针头、注射器、实验动物手术器械、离心机、涡旋振荡仪、微孔滤膜（0.22μm）、移液枪、进样小瓶、EP 管等。

【**实验试剂**】 200mg/ml 磺胺嘧啶钠溶液、500U/ml 肝素生理盐水溶液、30mg/ml 戊巴比妥钠溶液、乙腈、磷酸、三乙胺、蒸馏水等。

【**实验动物**】 家兔。

【**实验方法**】

1. 取家兔 1 只，称重，自耳缘静脉注射 30mg/ml 戊巴比妥钠溶液 1ml/kg，麻醉后固定，剪开颈部皮肤，暴露颈外静脉。

2. 取 1ml 注射器 1 支，使用 500U/ml 肝素生理盐水溶液润洗后，由颈外静脉取血 0.5ml，放入使用肝素润洗的 1.5ml EP 管中，轻轻混匀，作为给药前取血点。

3. 耳缘静脉注射 200mg/ml 磺胺嘧啶钠溶液 2ml/kg，分别于给药后 2min、

5min、10min、15min、20min、30min、45min、60min、90min、120min 用同样方法各取血 0.5ml，分别放入使用肝素润洗的 1.5ml EP 管中，轻轻混匀，各管以 3500r/min 离心 10min 分离血浆。

4. 取 0.1ml 血浆加入 EP 管中，之后加入 0.3ml 乙腈，涡旋振荡 1min，以 13 000r/min 离心 10min，取上清液经微孔滤膜（0.22 μm）过滤，吸取滤液放入进样小瓶，使用高效液相色谱仪测定浓度。

5. 色谱条件：色谱柱为 Agilent TC-C18 柱（4.6mm×150mm，5μm）；流动相为水：乙腈：磷酸（体积分数为 12.5%）：三乙胺（体积分数为 15%）= 85：13：1：1；紫外检测波长为 270nm；流速为 1.0ml/min；柱温为 30℃；进样量为 10μl。

【**实验结果**】　将所得数据填入表 2-18。

表 2-18　磺胺嘧啶钠静脉注射给药后家兔血药浓度

	t（min）									
	0	2	5	10	15	20	30	45	60	90	120
血药浓度（mg/ml）										

标准曲线线性回归方程：

1. 使用 Excel 绘制药-时曲线图（常数和半对数）。

2. 使用 NCA 法计算药动学参数（AUC、MRT、CL、V_{ss}、$t_{1/2}$）。

3. 根据药-时曲线和药动学参数结果评价磺胺嘧啶钠静脉注射给予家兔后的药动学特征。

【**注意事项**】

1. 离心前应进行配平。

2. 将血液与抗凝剂混匀时动作要轻柔，防止红细胞破裂溶血，并且要及时离心分离血浆。

3. 标准曲线的配制：使用空白家兔血浆，将一系列磺胺嘧啶钠标准工作液稀释为 10μg/ml、20μg/ml、50μg/ml、100μg/ml、200μg/ml、400μg/ml、800μg/ml、1000μg/ml，样品制备方法同上（实验方法项下步骤 4），测定样品，绘制标准曲线，线性回归求得回归方程。

4. 计算药动学参数时注意单位。

【**思考题**】　血浆消除半衰期测定的意义及主要影响因素是什么？

实验十七　细胞室设备参观及操作示教

一、细胞室设备参观

【实验目的】

1. 了解细胞实验的基本仪器及设备。

2. 了解体外细胞实验的常规基本操作。

3. 掌握细胞无菌操作的基本理念。

（一）细胞室常用设备及仪器介绍

1. 超净工作台　又称净化工作台，是完成细胞操作的无菌平台，其风机将空气吸入预过滤器，经由静压箱进入高效过滤器过滤，将过滤后的空气以垂直或水平气流的状态送出，使操作区域达到百级洁净度，满足生产对环境洁净度的要求，能有效保护在工作台内操作的样品等不受污染（图2-15）。

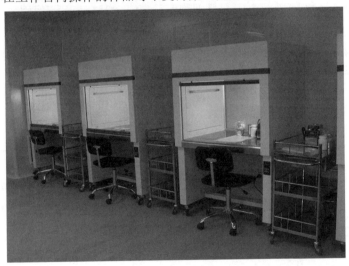

图2-15　超净工作台

2. 二氧化碳培养箱　是通过在培养箱箱体内模拟形成一个类似细胞/组织在生物体内的生长环境，培养箱要求稳定的温度（37℃）、稳定的二氧化碳水平（5%）、恒定的酸碱度（pH为7.2~7.4）、较高的相对饱和湿度（95%），是对细胞、组织、细菌进行培养的一种仪器装置（图2-16）。

3. 倒置显微镜　倒置显微镜组成和普通显微镜一样，只不过物镜与照明系统颠倒，前者在载物台之下，后者在载物台之上，适用于观察培养活细胞（图2-17）。

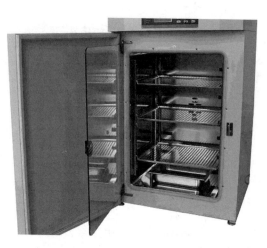

图 2-16 二氧化碳培养箱

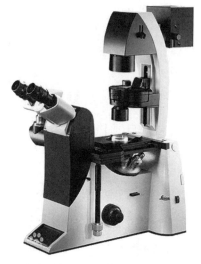

图 2-17 倒置显微镜

4. 离心机 是利用离心力，分离液体与固体颗粒或液体与液体的混合物中各组分的设备。在细胞培养中用于将细胞与培养基分离，常用于细胞传代、悬浮细胞换液等操作（图 2-18）。

5. 单道移液器 细胞实验中常用于不同体积液体的精准吸取和细胞悬液的吹打，需配合不同枪头使用，常用规格为 1000μl、200μl、100μl、10μl（图 2-19）。

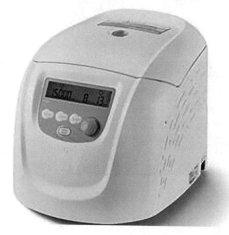

图 2-18 离心机

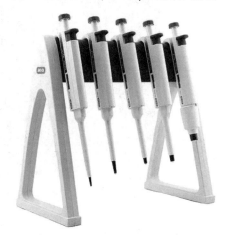

图 2-19 单道移液器

6. 真空废液吸液泵 利用真空泵原理，在不影响细胞存活的前提下将细胞培养皿中的废液吸走，仅用于贴壁细胞和半贴壁细胞的培养过程（图 2-20）。

7. 电动移液器 通过活塞随弹簧的伸缩运动来实现吸液和放液。在活塞推动下，排出部分空气，利用大气压吸入液体，再由活塞推动空气排出液体（图 2-21）。

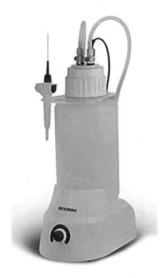

图 2-20 真空废液吸液泵

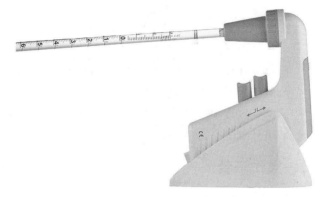

图 2-21 电动移液器

8. 高压灭菌锅 是将待灭菌的物品放在一个密闭的加压环境内，通过加热，使灭菌锅隔套间的水沸腾而产生蒸汽。待蒸汽急剧地将锅内的冷空气从排气阀中驱尽后关闭排气阀，继续加热，此时由于蒸汽不能溢出，增加了灭菌器内的压力，从而使沸点增高，在高于100℃的温度下使菌体蛋白质凝固变性而达到灭菌目的（图2-22）。

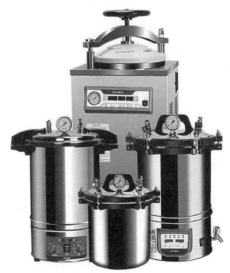

图 2-22 高压灭菌锅

（二）细胞实验操作规范

1. "无菌"是细胞实验的头等原则，任何操作都须在严格无菌的条件下进行。

2. 实验开始前，在实验用到的物品表面用 75% 乙醇溶液擦拭，将其放入超净工作台，超净工作台和细胞室均需提前照射紫外线灯半小时。

3. 关闭操作间紫外线灯后，等待 5min，待臭氧分解后，再进入细胞室。进入细胞室前须换上无菌实验操作服、专用拖鞋，佩戴无菌口罩、手套、头套及鞋套。

4. 进入后，应用 75% 乙醇溶液喷洗双手，喷洗超净工作台面，然后打开超净工作台风扇，打开日光灯，点燃酒精灯。

5. 细胞操作过程中需小心，避免用手触碰培养瓶、离心管瓶口或枪头。

6. 开关培养箱需喷洒 75% 乙醇溶液。

7. 实验过程中产生的垃圾应在操作结束后立即处理，禁止长时间放置。

8. 离开细胞室之前，脱下工作服，放在缓冲间，不得穿出细胞室。

二、操作示教

（一）细胞冻存

【实验目的】 使学生充分掌握细胞冻存的实验操作及冻存液的配制。

【实验原理】 细胞冻存是细胞保存的主要方法之一。利用冻存技术将细胞置于 $-196^{\circ}C$ 液氮中低温保存，可以使细胞暂时脱离生长状态而将其细胞特性保存起来，在需要的时候再复苏细胞用于实验。而且适度地保存一定量的细胞，可以防止因正在培养的细胞被污染或其他意外事件而使细胞丢种，起到了细胞保种的作用。冻存液中加入的二甲基亚砜（DMSO）是一种渗透性保护剂，可迅速透入细胞，提高细胞膜对水的通透性，降低冰点，延缓冻结过程，能使细胞内水分在冻结前透出细胞外，在胞外形成冰晶，减少胞内冰晶，从而减少冰晶对细胞的损伤。

【实验器材】 离心管、细胞培养瓶、移液枪及枪头、恒温水浴锅、离心机、细胞冻存管、荧光倒置显微镜、二氧化碳培养箱等。

【实验试剂】 血管平滑肌细胞（VSMC）、DMEM 高糖培养基、胎牛血清（FBS）、DMSO、0.25% 胰酶溶液、双抗（青链霉素）、磷酸盐缓冲液（PBS）。

【实验方法】

1. 冻存液的配制：92%FBS+8%DMSO。

2. 显微镜下观察细胞生长情况，当细胞生长达到 80% 汇合度时进行传代操作。

3. 吸去原瓶培养基，使用 PBS 清洗细胞 3 次（每次 3～5ml）。

4. 吸去 PBS，加入 0.25% 胰酶溶液（1～1.5ml），37℃下消化细胞（40～60s）。

5. 显微镜下观察细胞消化情况，当大部分细胞变成圆形，小部分细胞离壁时，快速加入完全培养基（3～5ml）终止消化。完全培养基为 DMEM 高糖培养基 +10% FBS+1% 双抗（青链霉素）。

6. 轻轻吹打细胞层，使细胞全部脱离培养瓶内壁。

7. 吸出细胞混悬液至 15ml 离心管中，以 1200r/min 离心 3min。

8. 弃去上层培养基胰酶混合液，移入 4.5ml 冻存液，吹打均匀。

9. 将吹匀的细胞混悬液加入 2ml 细胞冻存管中，每管 1.5ml，封口，标记冷冻细胞名称和冷冻日期。

10. 梯度冻存法： 将上述冻存细胞，按照以下梯度冻存：4℃下 10min，–20℃下 2h，–80℃过夜，液氮中保存。

【注意事项】 消化细胞的时间应合适，过度消化会导致细胞死亡。

（二）冻存细胞的复苏

【实验目的】 使学生了解细胞复苏的操作过程及注意事项。

【实验原理】 复苏细胞采用快速融化的方法，这样可以保证细胞外结晶在很短的时间内即融化，避免由于缓慢融化使水分渗入细胞内形成胞内再结晶对细胞造成损伤。

【实验器材】 离心管、细胞培养瓶、移液枪及枪头、恒温水浴锅、离心机、倒置显微镜、二氧化碳培养箱等。

【实验试剂】 冻存的血管平滑肌细胞（VSMC）、完全培养基、75% 乙醇溶液、PBS 等。

【实验方法】

1. 完全培养基的配制 VSMC 的培养使用完全培养基。将完全培养基配制于 50ml 无菌离心管中。

2. 细胞复苏

（1）从液氮容器中取出冻存管，快速浸入 37℃恒温水浴锅中，并不时摇动令其快速融化（1min 左右）。

（2）从 37℃水浴中取出冻存管，用 75% 乙醇溶液擦拭表面后，放入超净工作台中。

（3）打开盖子，用移液枪吸出细胞悬液，移入 15ml 离心管并加入 10 倍体积完全培养基，混匀，放入离心机中，以 1200r/min 离心 3min。

（4）弃去上清液，加入 3ml 完全培养基，吹打均匀。

（5）接种于无菌培养瓶中，补充完全培养基 3ml，"8"字法摇匀，放入二氧化碳培养箱，过夜培养，使其贴壁。

（6）次日于显微镜下观察其生长情况，更换培养基。

【注意事项】

1. 操作做到严格无菌。

2. 融化细胞过程要快，防止水分渗入细胞内形成胞内再结晶对细胞造成损伤。

（三）细胞传代培养

【实验目的】 使学生充分了解并掌握贴壁细胞传代培养的方法及注意事项。

【实验原理】 细胞在培育瓶中长成致密单层后，已基本上饱和，为使细胞能持续生长，同时也将细胞数目扩大，须进行传代培养。传代培养是一种将细胞种保留下去的方法，同时也是利用培育细胞进行各种实验的必经过程。悬浮细胞直接分瓶即可，而贴壁细胞须经消化后才能分瓶。

【实验器材】 注射器、0.5mm 毛细管、离心管、培养瓶、移液枪及枪头、离心机、倒置显微镜、二氧化碳培养箱等。

【实验试剂】 PBS、0.25% 胰酶溶液、血管平滑肌细胞、完全培养基等。

【实验方法】

1. 显微镜下观察细胞生长情况，当细胞生长达到 80% 汇合度时进行传代操作。

2. 吸去原瓶培养基，使用 PBS 清洗细胞 3 次（每次 3～5ml）。

3. 吸去 PBS，加入 0.25% 胰酶溶液（1～1.5ml），37℃下消化细胞（40～60s）。

4. 显微镜下观察细胞消化情况，当大部分细胞变成圆形，小部分细胞离壁时，快速加入完全培养基（3～5ml）终止消化。

5. 轻轻吹打细胞层，使细胞全部脱离培养瓶内壁。

6. 吸出细胞混悬液至 15ml 离心管中，以 1200r/min 离心 3min。

7. 弃去上层培养基胰酶混合液，加入完全培养基 3～5ml，轻轻吹打，至形成均匀的细胞混悬液。

8. 将上述细胞混悬液移入干净的无菌 75T 培养瓶中，补充 5～7ml 完全培养基，使其终体积为 10ml，"8" 字法摇匀细胞混悬液，放入二氧化碳培养箱中培养。

9. 隔日观察细胞生长情况。

【注意事项】

1. 消化的时间需严格掌控，防止过度消化伤害细胞。

2. 终止消化需加入完全培养基，且终止消化需及时。

（四）细胞铺板

略。

实验十八 药物毒性作用及示教

一、总论

毒物：在一定条件下，较小剂量进入机体就能干扰正常的生化过程或生理功能，引起暂时或永久的病理改变，甚至危及生命的化学物质称为毒物（表2-19）。

表 2-19 毒物及其分类

毒物种类	毒性物质
工业化学品	生产原料、辅料、中间体等
食品添加剂	食用色素、香精、防腐剂等
日常化学品	化妆品、洗涤用品等
农用化学品	化肥、杀虫剂等
医用化学品	药物、消毒剂等
环境污染物	废水、废气、废渣中的各种物质
生物毒素	动物毒素、植物毒素等
军事毒物	战争毒素
放射性物质	放射性核素、天然放射性元素

毒性：一种化学物质造成机体损害的能力，称为该物质的毒性。

（一）毒性作用的分类

1. 局部作用和全身作用

（1）局部作用：是指药物对于机体最初接触的部位所造成的直接损害作用。

（2）全身作用：是指经吸收、分布至机体的其他部位后才产生的损害作用。

2. 可逆作用和不可逆作用

（1）可逆作用：是指停药后自行消失的毒性作用。

（2）不可逆作用：是指停药后仍继续存在甚至进一步发展的毒性作用，如某些实质性损害、神经元损伤、肿瘤等。

3. 速发作用与迟发作用

（1）速发作用：在一次接触后短时间内引起的损害作用。

（2）迟发作用：在一定的时间间隔后才发生，甚至停药后才发生。

4. 变态反应与特异质反应

（1）变态反应：是机体对外源化学物产生的一种病理性免疫反应，由于既往已被该类药物致敏所致，具如下特点。

1）过去有接触史。

2）不呈典型的"S"形剂量-反应曲线。

（2）特异质反应：指机体对药物的一种遗传性异常反应。

5. 损害作用与非损害作用

（1）损害作用具有以下特点。

1）机体的功能形态、生长发育过程受到严重影响，寿命亦将缩短。

2）功能容量降低。

3）对外界某些不利因素影响的易感性增高，对应激状态的代偿能力减弱。

4）机体维持内环境稳态降低，而且是不可逆的。

（2）非损害作用的特点

1）不引起机体功能形态、生长发育和寿命的改变。

2）不引起机体功能容量降低。

3）不引起机体对额外应激状态代偿能力的损伤。

4）机体发生的一切生物学变化应在机体代偿能力范围内，当机体停止接触该种外源性化学物质后，机体维持内环境稳态的能力不应有所降低，机体对其他外界环境不利影响的易感性也不易增高。

（二）毒性作用的常用参数

毒性是一个量化的概念，几乎任何物质达到一定剂量水平都是有害的，而在极低的剂量水平又是无害的。

在讨论药物对机体的损害作用时，量是一个很重要的概念。

1. 毒性上限参数

（1）致死剂量或浓度：指在急性毒性实验中药物引起受试动物死亡的剂量或浓度，通常按照引起动物不同死亡率所需的剂量来表示。

（2）绝对致死量或浓度（LD_{100} 或 LC_{100}）：引起一群实验动物全部死亡的最低剂量或浓度。

（3）半数致死量或浓度（LD_{50} 或 LC_{50}）：引起一群实验动物 50% 死亡所需最低剂量或浓度。

（4）最小致死剂量或浓度（MLD，LD_{10} 或 MLC，LC_{10}）：最低剂量组的一群动物中仅引起个别动物死亡的剂量或浓度。

（5）最大耐受量或浓度（MTD，LD_0 或 MTC，LC_0）：一群实验动物中虽然发生了严重中毒，但全部存活无一例死亡的最大剂量或最高浓度。

2. 毒性下限参数

（1）最大无作用剂量或浓度（ED_0 或 EC_0）：是指药物在一定时间内，按一定方式或途径与机体接触，用目前最灵敏的检测方法或观察指标，不能观察到对机体有任何损害作用的最高剂量，亦称为"不能观察到的效应水平"。

（2）中毒阈剂量或浓度：在一群实验动物中，只有少数或个别动物的某项生理、生化或其他观察指标出现轻微变化的最小剂量或浓度，又称最小中毒量，一般略高于最大无作用剂量或浓度。

二、药物急性半数致死量的测定

【实验目的】 了解药物 LD_{50} 测定的意义、原理，掌握 LD_{50} 的测定方法和计算过程。

【实验原理】 LD_{50} 是指在一群动物中能使半数动物死亡的剂量。由于实验动物的抽样误差，药物的致死量对数值大多在 50% 质反应的上下呈正态分布。在这样的质反应中药物剂量和质反应曲线呈"S"形，"S"形曲线的两端处较平，而在 50% 质反应处曲线斜率最大，该处药物剂量稍有变动，则动物的死或活的反应出现明显差异，所以测定 LD_{50} 能比较准确地反映药物毒性的大小。

【实验器材】 小鼠笼、天平、注射器、针头、电子计算器等。

【实验试剂】 盐酸普鲁卡因、苦味酸等。

【实验动物】 小鼠，体重 18~24g，雌、雄各半，实验前禁食 12h，不禁水。

【实验方法】

1. 分组编号 称各小鼠体重，将体重相同小鼠放一笼，分别用苦味酸做好标记。再按确定组数（5 组）随机分组，使各组平均体重及性别分布尽可能一致，每组一般用小鼠 10 只（5 只雄性，5 只雌性）。

2. 给药 先计算各体重组小鼠腹腔等容注射药量（0.2ml/10g），取相应的等比稀释药液，给各组小鼠腹腔注射。给药顺序：如分为 5 组，先按 2、3、4 组顺序给药，再根据实验结果决定是向下或向上剂量注射。

3. 观察记录 给药后观察小鼠中毒表现，记录小鼠死亡数，计算每组死亡率。观察时间可根据药物作用快慢而定，应到小鼠不再因药物作用死亡为止。一般观察时间为 24h，作用快者可观察 10~30min。本次实验观察时间为 30min，记录每组剂量和动物死亡数。

【实验结果】 计算 LD_{50} 及 95% 置信限

1. 改良寇氏法

（1）基本要求

1）反应情况符合或接近对数正态分布。

2）相邻两剂量的比值应相等。

3）各组动物数相等或相近，一般为 10 只。

4）不要求死亡率必须包括 0 与 100%，但最低死亡率与最高死亡率之和最好在 80%~120%。

（2）计算公式

1）当最小剂量组的死亡率为 0，最大剂量组的死亡率为 100% 时，按下列公式计算：

$$LD_{50}=lg^{-1}[X_m-i（\sum P-0.5）]$$

式中，X_m 为最大剂量的对数；P 为各组动物的死亡率（以小数表示）；$\sum P$ 为各组动物死亡率的总和（$P_1+P_2+P_3\cdots$）；i 为相邻两组对数剂量的差值（大剂量组减小剂量组）。

2）当最小剂量组的死亡率大于 0 而又小于 30%，或最大剂量组的死亡率小于 100% 而又大于 70% 时，可按下列校正公式计算：

$$LD_{50}=lg^{-1}[X_m-i（\sum P-1/4×(3-P_m-P_n)]$$

式中，P_m 为最大剂量组的死亡率；P_n 为最小剂量组的死亡率。

3）LD_{50} 的 95% 置信区间按下式计算：

$$lg^{-1}(lgLD_{50}±1.96SlgLD_{50})$$

2. 应用计算软件 点击桌面"LD_{50}"进入计算软件，将各组剂量和死亡数填入，然后点击"运行"，即可算出 LD_{50} 及 95% 置信限。

【**注意事项**】 本实验为定量药物效价测定，要求较高的准确性，在实验过程中要求实验者做到准确无误。动物种类、体重范围、给药途径、实验观察时间等因素对 LD_{50} 及 ED_{50} 的测定结果都有影响，在报告结果时都应加以注明。

【**思考题**】

1. LD_{50} 测定目的及意义是什么？

2. LD_{50} 常用的计算方法有哪些？

三、药物对各系统毒性作用观察

【**实验目的**】 通过观察动物中毒的表现（药物作用强度及死亡状况），初步评价药物对机体毒性效应特征和对靶器官的危害性。

【**实验器材**】 注射器、针头、小鼠笼、1.5ml 离心管、电子天平等。

【**实验动物**】 小鼠、体重 18～24g，雌、雄各半，实验前禁食 12h，不禁水。

【**实验方法**】 观察已制作实验动物病理标本。

1. 药物对肝的毒性作用

（1）肝的生理功能

1）肝小叶是肝的基本结构单位，其主要结构有中央静脉、肝板、肝血窦、窦周隙、胆小管。

2）肝是机体最大的器官，占总体积的 5%。

3）药物或其他化学物质无论经什么途径吸收，进入体循环后，都被肝提取和（或）被肝代谢。

4）肝能容纳 3% 的心排血量，在任何给定时间都有 10%～15% 的血量存于肝中。

5）药物口服经小肠血管吸收后，通过肝门静脉入肝；药物腹腔注射后主要经腹网膜血管吸收后汇入肝门静脉入肝。因此肝特别易受经口服或腹腔给药的药物的影响。

6）肝对药物有首过效应，与其他组织相比，肝通常处于具有潜在毒性药物最高浓度中。

7）肝是体内生物转化的初级器官。

（2）肝损伤及评价见表 2-20、表 2-21，图 2-23～图 2-25。

表 2-20 肝损伤类型

肝损伤类型	典型药物或毒物
肝细胞死亡	对乙酰氨基酚、二甲基甲酰胺、乙醇
脂肪肝	四氯化碳、乙醇、丙戊酸钠
胆汁淤积	氯丙嗪、环孢素 A、乙醇
胆管损伤	阿莫西林、二苯氨基甲烷
肝硬化	乙醇、双苄基异喹啉类生物碱、维生素 A
血管损伤	双苄基异喹啉类生物碱
肿瘤	雄激素、黄曲霉素

表 2-21 肝毒性的血清酶指标

酶	缩写	意义
丙氨酸转氨酶	ALT	升高——肝细胞损伤
天冬氨酸转氨酶	AST	升高——肝细胞损伤
碱性磷酸酶	ALP	升高——胆汁淤积性损伤
γ-谷氨酰转移酶	GGT	升高——胆汁淤积性损伤，肝细胞损伤也升高
5'-核苷酸酶	5'ND	升高——胆汁淤积性损伤
山梨醇脱氢酶	SDH	升高——肝细胞损伤
乳酸脱氢酶	LDH	升高——肝细胞损伤、肝癌
肌酸激酶	CK	升高——骨骼肌、心肌、脑细胞损伤
乙酰胆碱酯酶	AChE	降低——肝细胞损伤、肝硬化、肝癌
鸟氨酸氨甲酰基转移酶	OCT	升高主要反映肝细胞损伤

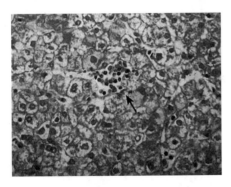 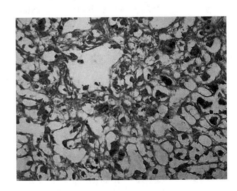

图 2-23 急性普通型肝炎病理学特征　　图 2-24 急性重症肝炎病理学特征

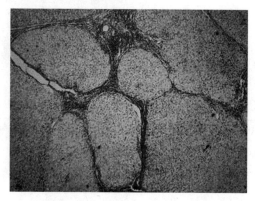

图 2-25　肝硬化病理学特征

（3）药物对肝细胞毒性作用的可能机制

1）脂质过氧化：如乙醇、四氯化碳、可卡因。

2）不可逆地与大分子结合：如对乙酰氨基酚、可卡因。

3）钙内环境平衡失调。

4）免疫反应：如双氯芬酸等。

2. 药物对肾脏的毒性作用

（1）肾脏的生理功能

1）生成尿、排出毒素。

2）调节水电解质和酸碱平衡。

3）内分泌。

4）代谢功能：某些激素的代谢场所。

（2）肾脏的损伤类型

1）急性肾小管坏死：变形、坏死、闭塞、尿浓缩下降。

2）肾小球肾炎与肾病综合征：免疫机制引发。变质性、渗出性、增生性。

3）间质性肾炎：间质水肿、炎性细胞浸润。坏死、纤维化。

4）梗阻性肾病：盐类结晶在肾小管内沉积。

5）狼疮肾炎：病因不明，与个体及药量有关。

（3）部分引起肾损伤的药物见表 2-22，肾损伤病理学特征图片见图 2-26～图 2-28。

表 2-22　部分引起肾损伤的药物

临床综合征	主要药物
急性肾小管坏死	氨基糖苷类、头孢菌素类、多肽类抗菌药物，非甾体抗炎药和止痛剂、两性霉素 B、利福平、顺铂
急性间质性肾炎	青霉素类、头孢类、磺胺类、多肽类抗菌药物，非甾体抗炎药、利福平

续表

临床综合征	主要药物
肾前性急性肾衰竭	两性霉素 B、血管紧张素转化酶抑制剂、非镇静抗组胺药
肾后性急性肾衰竭	磺胺类抗菌药物、吡醇羟乙酯、化疗药
血栓性微血管病和（或）慢性间质性肾炎	青霉素类、头孢菌素类抗菌药物，非甾体抗炎药、马兜铃酸
慢性肾炎	两性霉素 B、顺铂、环孢素

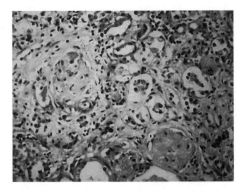

图 2-26 慢性肾小球肾炎病理学特征

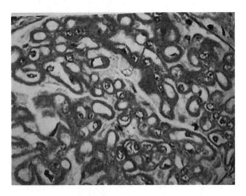

图 2-27 膜性肾小球肾炎病理学特征

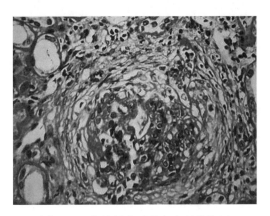

图 2-28 急性肾小球肾炎病理学特征

3. 影响毒性的因素

（1）剂量：毒性反映毒物的剂量与机体反应之间的关系。因此，引起机体某种有害反应的剂量是衡量毒物毒性的指标。

（2）接触途径：多数情况下，外源化学物质进入血液并随血流到达作用部位才能发挥其毒性，而同一种外源化学物由不同途径（经口、皮、呼吸道等）与机体接触时，其吸收系数（即入血量与接触量之比）是不同的。

（3）接触期限见表 2-23。

表 2-23　接触期限

急性毒性实验	24h 内一次或多次染毒
亚急性毒性实验	在 1 个月内重复染毒
亚慢性毒性实验	在 1 个月或 3 个月内重复染毒
慢性毒性实验	在 3 个月以上重复染毒

（4）接触速率：接触速率快者（如静脉注射）可在短时间内到达作用部位并形成高浓度，表现出较强的毒性。

（5）接触频率：对于具体的外源化学物，接触的间隔时间如短于其生物半衰期（$t_{1/2}$）时，进入机体的量大于排出量，易于积累至一个高水平而引起中毒。

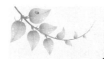

第三章　中药药理学实验

第一节　中药药理学实验基本知识

一、中药药理实验样品注意事项

在进行单味中药或复方中药药理实验时，由于中药不同于化学药，多数不是单一化学成分所起作用，而是多种成分的综合作用或多种中药的综合作用。因此，在有效成分不明确的情况下，制备药理实验用的中药样品，应注意多种因素的干扰，影响实验结果。

1. 药材选择　中药品种、产地、采收季节、炮制加工、霉变虫蛀等多种因素可以影响中药药理作用的实验结果，所以制备中药制剂应首先对中药样品进行鉴定，选择合格中药材进行制备。如果是研究中药新药，受试药物应是处方固定、生产工艺及质量稳定、与临床研究用药剂型相同，并应符合临床用药的质量标准。

2. 口服制剂　整体动物实验口服或十二指肠给药，对药材加工的中成药制剂，如颗粒剂、浸膏、丸、丹、片剂等，可用蒸馏水或生理盐水配制成溶液剂、混悬剂，必要时可加入增溶剂和助悬剂。糖衣片可先剥除包衣再配制。含挥发油的药材应先蒸馏取得挥发油，然后助溶或制成乳剂、混悬剂进行动物实验。若含有麝香、牛黄之类不便提取加工的药材，可直接与水煎液配制成混悬液给药。

3. 离体试验和静脉注射　对于离体试验和注射给药的中药制剂，进行药效学研究时，用不含赋形剂的提取物，应注意药物中的杂质、不溶物质、无机离子及酸碱度对试验的干扰。如制剂中含钙离子进行强心试验，含钾离子进行离体心脏和平滑肌试验，含鞣质进行局部止血试验和抗菌试验，含胆碱、腺苷、鞣质和无机离子静脉注射进行血压试验及血流动力学试验，以上情况中获得阳性结果应持谨慎态度，因其常不能反映药物的真实作用，可能为假阳性结果。因此，最好经过提取和处理，如为防止阳离子干扰，可通过阳离子树脂处理提取物，必要时可提取有效部位或有效单体进行试验。如用乳剂进行血管内注射试验，乳剂为油/水型乳剂，粒子直径不能大于 4μm。油性注射剂、混悬剂则不可静脉给药。脑室和脊椎腔（椎管）注射用注射剂必须以纯水为溶剂，不能加入任何助溶剂及抑菌剂。眼用混悬剂药物微粒不能大于 50μm。一些药理学实验为了除去供试药物中的鞣质、树脂、淀粉及其他杂质，可在水提取物中加入高浓度的乙醇进行沉淀处理。注意，这种操作同时也除去了多糖和蛋白质，如果进行免疫试验，除去的可能是该被试药物的有效成分。最好是根据中药含有的不同有效成分，采用不同的提取方法和处理方法，制备试验样品。

4. 特殊成分处理　如果要研究某中药的多肽、蛋白质、酶、糖蛋白和其他不稳定成分的药理作用，则需要在低温下制备受试药物，或者将受试药物制成冻干制剂，临用时加注射用水或生理盐水进行实验。

二、中药药理学实验制剂的浓度表示法

中药单味和复方制剂，一般以生药量浓度表示。中药制剂名称在前，浓度在后，通常以 g/ml 表示液体制剂，以 g/g 表示固体制剂。例如，生附子水煎液 0.125g/ml 表示每毫升制剂相当于生附子 0.125g，人参总皂苷 25mg/片表示每片中含人参总皂苷 25mg。

四逆汤水煎液 3g/ml（附子 9g、干姜 9g、灸甘草 12g，煎成 10ml），表示每毫升制剂含有四逆汤生药总量的 3g。

对分子量已经明确的有效单体可用 mol/L 浓度表示。

三、常用实验动物的选择、捉持和给药方法

同"药理学实验基本知识"。

四、中药药理学实验研究设计的基本知识

实验设计是实验过程的依据，是实验数据处理的前提，也是提高实验研究质量的一个重要保证。严密而合理的实验设计，不但可以对实验结果和误差有比较准确的估计，最大限度地获得丰富而可靠的资料，还可以减少人力，节省物力和时间，提高工作效率。因此，实验设计，从实验的研究过程来看，具有非常重要的意义。

（一）实验设计的原则和内容

1. 明确实验研究目的　实验设计，首先应考虑的就是明确实验研究目的。根据实验的中心问题，进行实验内容设计，做到心中有数，有的放矢。

2. 确定实验组和对照组　实验组和对照组之间除了处理不同，其他条件均应相同，保持实验条件均衡或齐同条件对比的原则。

3. 确定实验方法、项目和指标　在实验设计中要求观察的指标、项目和方法等都要有明确的规定和说明。要注意选择能反映被研究问题本质（药物作用及其机制）的关键指标，且能用客观方法，定性或定量地加以测量，取得准确可靠的数据。

4. 确定实验对象数量　中药药理实验对象包括正常动物、麻醉动物及病理模型；既有整体动物，又有离体器官、组织和细胞等。尽量研究各种接近中医临床的动物病理模型；按中医治疗原则，观察中药疗效。动物模型必须具备主要症状、

体征，经化验和病理组织学等证实。但也不排除对正常动物或离体器官等的作用分析。由于动物实验和临床观察有差别，因此考虑用不同动物多种模型，往往也是必要的。要根据实验目的、方法和指标的要求确定实验动物、样本及数量。在教学实验中则可以将全实验各组结果合并统计处理，以保证样本数量上的要求。一般小动物（大、小鼠）每组8～12只，较大动物（家兔、犬）每组5～8只，但总量应符合统计要求。

5. 资料整理　将记录的资料进行必要的整理、分析，经过正确的统计处理，做出结论。

（二）实验设计的基本要求

实验设计的三大原则就是随机、重复和对照。

1. 随机　就是使每一个体在实验中都有同等机会均衡地分配到各组。以减少主观因素的影响或避免偏性误差，使样本的生物差异均衡地分配到各组。随机化的手段可采用编号抽签法、随机数字表和计算器的随机数字键。近年提出"均衡下的随机"，即将可控制的因素（如体重、性别等）先均衡地归类分档，然后在每一档中随机地取出等量动物分到各组，使难控制的因素（如活泼、饥饱、疲劳程度及性周期等）得到随机化的分配。

2. 重复　能在同样条件下，把实验结果重复出来，才算是可靠的实验。重复除可增加可靠性外，也可知道实验变异情况。重复次数多少要根据实验要求和性质而定，主要药效指标稳定的实验，一般重复2～3次。

3. 对照　没有比较，就难以鉴别，也就缺乏科学性，所以实验设计必须设立对照组。对照组与实验组之间除用于实验的药物给予或不给予处理的区别之外，其他条件，如实验动物、实验方法、仪器、环境及时间等应一致。特别注意在动物实验中对照组与实验组要求挑选种属、性别、窝别、年龄、体重、健康状况等方面相同的动物，保证得出药物作用的准确结果。根据实验研究的内容不同，可选用不同的对照形式，常用方法有以下4种。

（1）空白对照：是指在模拟实验组处理的"空白"条件下进行观察的对照。即除不用被研究的药物外，对照组的动物要经过同样的处理，如给予生理盐水或不含药物的溶剂。这种对照又可称"阴性对照"。其优点是可比性较好。有时，也在不给任何处理的对象上取得观测值，如各生理常数，称为正常对照。

（2）标准对照：指以标准值或正常值作为对照，在标准条件下，将已知经典药物与实验药物进行对照，又称"阳性对照"，必要时可设两个作用机制不同的阳性对照药物。

（3）同因素不同水平的对照：系在实验组分若干剂量组互为对照进行对比，说明量效关系或药效的剂量依赖性，一般设2～3个剂量组。

（4）自身前后对照：上述三种对照组都属于组间对照。有的实验可在对象自身进行给药前后的对照比较，其前提是前后条件一致，且指标对时间稳定。这在急性实验时易于满足，但在慢性实验时难以保证效果，故尚需设置组间对照来说明问题。

（三）中药药理学实验研究设计的特殊性

中药药理学实验设计应注意其特殊性，要以中医药的基本理论为指导，既保留中医药传统经验，又应有中西医药结合特色。

中药研究的方法、内容及药理作用的阐明，与一般药物的研究不尽相同，通过长期的医疗实践，中药逐步积累和总结出一套具有独特体系的药物作用规律，如药物的四气五味、归经、升降沉浮及配伍等。既要运用现代科学原理和方法对这些规律进一步加以论证及阐明，又应注意继承与发展传统医药的特点。中药药理实验设计需要考虑下列各点。

1. 中药质量的标准化，避免各种影响因素　中药生药品种复杂，如不经过品种鉴定，其实验研究结果通常很不可靠。还有不同的药用部位、产地、采集季节、储藏及加工炮制等可能会影响到其主要成分的含量和药理作用。因此，有时虽为同一名称的中药，其实验结果各地报道可能不同，甚至相反。除了考虑实验方法、实验对象的差异外，上述各因素也应重视。

2. 结合中医药基本理论，注意中医药特色　中药药理的实验研究，目前尚未形成独立的系统方法，可以应用现代药理实验方法来进行。但若脱离了中医药理论与传统的经验，则往往丢失了中医药的特色。只强调提取中药的有效成分进行分析的实验方法，容易忽视中药复方与整体的综合性实验研究。中医的辨证论治与组成复方用药的特点，在中药药理实验设计中应予重视。目前比较成熟的方法是建立类似临床各"证"的动物病理或生理模型来进行实验，研究中药及复方的药理作用。例如，肾阳虚表现为下丘脑-垂体-肾上腺轴功能下降，运用补肾阳药治疗后上述功能可得到恢复，这样既论证了药理作用，又阐明了中医药理论，对中医肾阳虚与补肾阳药的实质有所了解，有利于保持与发展中医药特色。

3. 加强多学科配合，理论密切联系实际　中药药理学研究既要验证中医药理论与经验，又要有所创新。对单味中药或复方制剂进行初筛时，可从粗制品着手，深入探讨其有效成分，发现新的药理作用与用途，改进制剂，降低毒性，丰富与提高中医药水平。这些应与临床使用结合，多学科配合才能实现。

4. 采用现代化的仪器设备与方法，不断提高实验研究的质量与水平　中药药理学实验研究除采用传统的一般药理学指标外，尚需要运用生化、免疫、分子生物、生物物理及临床等新方法，采用如高效液相色谱仪等各种现代化的仪器设备，放射性同位素标记等高新技术，观察指标从整体向组织器官、细胞、亚细胞和分子纵向发展，有利于阐明中药作用的本质和规律。例如，分析"证"的病理生理模型时，常测定各组织器官 cAMP、cGMP、前列腺素及各种递质的含量，体内或排泄物中肾上腺皮质类固醇的含量等，这些都必须借助现代化的手段才能实现。

第二节　中药药理学实验内容

实验 1　附子炮制前后致小鼠中毒死亡情况的比较

【实验目的】　用小鼠死亡数观察附子炮制前后毒性的不同。

【实验原理】　附子的有毒成分主要是乌头碱。它的性质不稳定，经长时间用水浸泡和加热煮制，可水解成毒性较小的苯甲酰乌头胺和乌头胺。生附子中乌头碱含量高，经炮制后乌头碱含量减少，毒性也降低，因此引起动物中毒死亡的剂量比生附子大得多。

【实验器材】　小鼠笼（或罐）、注射器、灌胃针头等。

【实验试剂】　生附子和制附子水煎液 1g/ml、苦味酸溶液等。

【实验动物】　小鼠。

【实验方法】　取 6 只小鼠，称重，用苦味酸溶液标记后随机分为两组，分别用生附子水煎液和炮制后的制附子水煎液按 0.2ml/10g 给小鼠灌胃，30min 后观察两组小鼠中毒症状和死亡数有无不同。

【实验结果】　见表 3-1。

表 3-1　生附子和制附子毒性比较

组别	中毒动物数（只）	死亡动物数（只）
生附子		
制附子		

【注意事项】　用 30mg/ml 的生川乌和制川乌的水煎液按 0.2ml/10g 给小鼠腹腔注射，可见生川乌组小鼠迅速中毒死亡，证明两者毒性有很大差异。

【思考题】

1. 中药经炮制后对临床用药有何意义？

2. 为预防附子中毒，应如何降低其毒性？

实验 2　芫花与甘草配伍致小鼠中毒的实验

【实验目的】　以死亡率为指标，观察和比较单味芫花、甘草单水煎液和芫花与甘草配伍水煎液对小鼠的毒性作用。

【实验原理】　芫花与甘草配伍为中药"十八反"内容之一。现代研究表明，两药按一定比例配伍后，与单药相比，无论是口服还是腹腔注射给药，对小鼠的毒性都有所增加，LD_{50} 降低。本实验证明"十八反"禁忌现象在一定程度上确实存在，临床配伍时要慎重对待。

【实验器材】 注射器、针头、棉签、天平、鼠笼等。

【实验试剂】 芫花水煎液（0.15g/ml）、甘草水煎液（0.2g/ml）、0.3g/ml 的芫花与甘草配伍水煎液（芫花 1g、甘草 2g 共煎成 10ml）、生理盐水、苦味酸溶液等。

【实验动物】 小鼠，雌雄各半。

【实验方法】 取禁食 12h 小鼠 12 只，雌雄各半，按体重和性别随机分成 3 组，每组 4 只，用苦味酸溶液标记。甲组腹腔注射芫花水煎液 0.2ml/10g，乙组腹腔注射甘草水煎液 0.2ml/10g，丙组腹腔注射芫花与甘草配伍水煎液 0.2ml/10g，观察 4h，记录各组动物死亡数。

【实验结果】 见表 3-2。

表 3-2　芫花、甘草配伍后对小鼠的毒性作用

组别	中毒动物数（只）	死亡动物数（只）
芫花水煎液		
甘草水煎液		
芫花与甘草配伍水煎液		

【注意事项】 本实验观察 4h，若得不出结果，可继续观察，直至 24h。

【思考题】

1. 芫花与甘草配伍后有何毒性现象？为什么？

2. 中药"十八反"有哪些内容？有何临床意义？

实验 3　生大黄、制大黄及大黄与芒硝配伍对小鼠小肠运动的影响（炭末法）

【实验目的】 了解生大黄、制大黄对肠蠕动的影响及大黄与芒硝配伍的药理意义。

【实验原理】 利用黑色炭末作为指示剂，观察炭末在肠道的推进距离。口服生大黄可刺激肠蠕动加速，有泻下作用，故对胃肠实热有"釜底抽薪"之功。大黄久煎或炮制之后，致泻成分分解，作用减弱，而芒硝在肠内不易被吸收，使肠内渗透压升高，机械性刺激肠壁而致泻。故生大黄与芒硝配伍有"增水行舟，润燥软坚"之功效，致泻作用增强。

【实验器材】 手术剪、眼科镊、直尺、注射器、灌胃针头、天平、烧杯、搪瓷盘或蛙板等。

【实验试剂】 炭末生理盐水混悬液 0.1g/ml（炭末为活性炭）、生大黄水煎液 1g/ml（含炭末 0.1g/ml）、制大黄水煎液 1g/ml（含炭末 0.1g/ml）、生大黄加芒硝水煎液（生大黄 1g/ml、芒硝 0.5g/ml、炭末 0.1g/ml）、苦味酸溶液等。

【实验动物】 小鼠。

【实验方法】 取禁食20～24h体重相近的12只小鼠，随机分成4组，每组3只，用苦味酸溶液标记。分别用上述4种炭末液0.3ml/10g体重灌胃。给药30min后脱颈椎处死，打开腹腔分离肠系膜，剪取上端至幽门，下端至回盲段的肠管，置于托盘上。轻轻将小肠拉成直线，测量肠管长度作为"小肠总长度"。从幽门至炭末前沿的距离作为"炭末在肠内推进距离"。取各组3只小鼠平均值，用公式计算炭末推进率，并注意观察各小肠组容积是否增大。

炭末推进率 = 炭末在肠内推进距离（cm）/小肠总长度（cm）×100%

【实验结果】 见表3-3。

表3-3 生大黄、制大黄及生大黄与芒硝配伍对小鼠小肠运动的影响

组别	小肠总长度（cm）	炭末在肠内推进距离（cm）	炭末推进率（%）
生理盐水			
生大黄			
制大黄			
生大黄加芒硝			

【注意事项】 开始给药至处死动物的时间必须准确，以免时间不同而造成实验误差。

【思考题】

1. 大黄致泻的主要成分及作用机制是什么？

2. 大黄加芒硝为何致泻作用增强？有哪些主要方剂存在大黄与芒硝配伍使用？

实验4 葛根对家兔离体主动脉条的作用

【实验目的】

1. 学习离体主动脉条的制备方法。

2. 观察α受体激动剂和拮抗剂对离体主动脉条的作用。

【实验原理】 血管平滑肌上有α受体，受体激动剂去甲肾上腺素与其结合后引起血管收缩，而α受体拮抗剂能够拮抗去甲肾上腺素对血管的收缩作用。葛根具有解肌退热、通经活络的功效，其主要活性成分葛根素能舒张血管平滑肌，保护血管内皮。将离体兔主动脉条放入营养液中，通过张力换能器，记录药物对主动脉条作用产生的张力变化，观察三种药物对主动脉的作用。

【实验器材】 恒温平滑肌槽、眼科剪、铁架台、双凹夹、蒸发皿、烧杯、手术剪、手术针、医用缝线、生物信号采集系统（多道生理记录仪）、张力换能器等。

【实验试剂】 0.1%去甲肾上腺素溶液、1%酚妥拉明溶液、10mg/ml葛根素溶液、克氏液。

【实验方法】 取家兔1只，用硬物猛击枕部使其昏死。打开胸腔，暴露心脏，找到主动脉。在靠近心脏端剪取一段主动脉，立即置于经氧饱和的4℃克氏液中。

仔细剔除血管周围的组织，小心将血管套在直径与动脉相近的玻棒上，用眼科剪将主动脉剪成长 2.0～2.5cm，宽约 3mm 的螺旋形条片。条片一端用医用缝线缝合成一个圆圈，用于挂在恒温平滑肌槽的"L"形铁钩上，使其垂直地悬挂于盛有 50ml 克氏液（37℃）的恒温平滑肌槽中，并不断通以 95% 氧气和 5% 二氧化碳的混合气体。条片另一端接在张力换能器上，再连接至生物信号采集系统。打开计算机，进入"离体动脉条"界面，选择适当的实验参数，即可进行实验。标本负荷 2g 左右，并在恒温平滑肌槽内稳定平衡 2h 以上，其间每 30min 换营养液 1 次。

待收缩稳定后记录收缩曲线。按下列顺序给药，并描绘收缩曲线。① 0.1% 去甲肾上腺素溶液 0.2ml，描绘收缩曲线，然后用克氏液冲洗 3 遍。② 1% 酚妥拉明溶液 0.2ml，15min 后，再给 0.1% 去甲肾上腺素溶液（剂量同上），描绘收缩曲线。③克氏液冲洗 3 遍，稳定后加入 10mg/ml 葛根素（每 50ml 克氏液需加 0.5g 葛根素）。

【实验结果】 将所得曲线进行剪接，粘贴至实验报告，填入表 3-4 中。

表 3-4　药物对离体兔主动脉条的作用

组别	浓度（mg/ml）	达峰时间（min）	峰值平均张力（g）	维持时间（min）
去甲肾上腺素				
酚妥拉明 + 去甲肾上腺素				
葛根素				

【注意事项】

1. 血管标本勿用手拿，应用镊子轻夹，操作尽量在克氏液中进行，速度要快，以免标本失去活性。

2. 试剂、药物均须新鲜配制。

3. 本实验温度应恒定。

4. 向浴槽内通混合气体的通气量为 40～60 个气泡/分。

【思考题】 此实验有何临床意义？

实验 5　金铃子散对小鼠的镇痛作用（扭体法）

【实验目的】 观察金铃子散的镇痛作用。

【实验原理】 金铃子散能行气活血止痛，临床用于治疗溃疡病、胆管疾病、肝区及肋间神经痛，止痛作用显著确实。

利用小鼠腹腔受化学药物刺激致痛而表现为扭体反应，观察金铃子散的镇痛作用。

【实验器材】 注射器、烧杯、鼠笼等。

【实验试剂】 金铃子散水煎液 1g/ml 经离心沉淀取上清液（金铃子 50g、延胡索 50g 水煎成 100ml）、0.6% 乙酸溶液、苦味酸溶液、生理盐水等。

【实验动物】 小鼠。

【实验方法】 取 8 只小鼠，称重，标记后随机分为两组，置烧杯中。金铃子散水煎液组灌服金铃子散水煎液 0.3ml/10g，对照组灌服等量的生理盐水。给药 30min 后，各鼠均腹腔注射 0.6% 乙酸溶液 0.2ml/只。观察注射后 30min 内出现扭体反应（伸展后肢、腹部收缩内凹、臀部抬高）次数，以及出现扭体反应的平均时间，计算金铃子散镇痛百分率。

镇痛百分率=（对照组扭体次数–金铃子散水煎液组扭体次数)/对照组扭体次数×100%

【实验结果】 见表 3-5。

表 3-5 金铃子散镇痛作用

组别	动物数（只）	平均扭体次数（次）	扭体出现时间（min）		镇痛百分率（%）
			最早	平均	
金铃子散水煎液组					
对照组					

【注意事项】

1. 0.6% 乙酸溶液必须新配。

2. 金铃子散水煎液不能醇沉，因醇沉可破坏有效成分延胡索而减弱其镇痛作用。水煎时另加乙酸 0.1% 可助其有效成分溶出。

3. 本法也可用 0.1g/1000ml 酒石酸锑钾溶液致痛引起扭体。

【思考题】 金铃子散的主要镇痛成分是什么？金铃子散在本方中起什么作用？

实验 6 三七和三七伤药片对小鼠凝血时间的影响

【实验目的】 学习用玻璃毛细管测定凝血时间的方法，观察三七和三七伤药片对小鼠缩短凝血时间的作用。

【实验原理】 三七和三七伤药片是祛瘀、定痛、止血药，能诱导血小板释放止血和凝血活性物质，提高血液中凝血酶含量，从而缩短小鼠的正常凝血时间，达到止血之效。小鼠给药后一定时间，以其血液在玻璃毛细管内折断时出现血凝丝所历时间为指标，即可判明三七和三七伤药片是否有缩短凝血时间的作用。

【实验器材】 注射器、灌胃针头、玻璃毛细管（内径 1mm）、天平、秒表等。

【实验试剂】 生理盐水、三七水煎液 0.1g/ml、三七伤药片水煎液 0.1g/ml（含三七、雪上一枝蒿、红花等）、苦味酸溶液等。

【实验动物】 小鼠。

【实验方法】 取小鼠 6 只，随机分成 3 组，称重后，用苦味酸溶液标记。3 组按 0.2ml/10g 剂量灌胃，分别给予生理盐水、三七水煎液和三七伤药片水煎液。2h 后用玻璃毛细管插入小鼠内眦后静脉丛，深 4～5mm。自血液流进管内开始计时。

血液注满后取出毛细管平放于桌上。每隔 30s，折断一段约 0.5cm 毛细管，并缓慢向左右拉开，观察折断处是否有血凝丝，至血凝丝出现为止，所历时间即为凝血时间。各组数据的平均值，即为该组的凝血时间。计算凝血时间缩短百分率。

凝血时间缩短百分率=(对照组凝血时间−给药组凝血时间)/对照组凝血时间×100%

【实验结果】 将实验结果填入表 3-6。

表 3-6　三七和三七伤药片对小鼠凝血时间的影响

组别	剂量（mg/10g）	动物数（只）	给药 2h 后凝血时间（s）		凝血时间缩短（s）	百分率（%）
			鼠 1	鼠 2		
生理盐水组	等体积					
三七组	20					
三七伤药片组	20					

【注意事项】

1. 实验时室温最好在 15℃左右。

2. 测试用的玻璃毛细管内径应均匀一致。

3. 玻璃毛细管采血后不宜长时间拿在手中，以免影响凝血时间。

【思考题】 三七及三七伤药片对凝血时间有何影响？此作用临床意义何在？

实验 7　天麻对小鼠睡眠的影响

【实验目的】 观察天麻对中枢神经系统的抑制作用。

【实验原理】 天麻是平肝熄风药，本实验以翻正反射消失为入睡的指标，用小于催眠剂量的戊巴比妥钠与天麻合用，可使戊巴比妥钠的作用增强，使小鼠的入睡只数增加。由此证明，天麻对中枢神经系统有抑制作用。

【实验器材】 天平、注射器、针头等。

【实验试剂】 天麻水煎液、戊巴比妥钠等。

【实验动物】 小鼠。

【实验方法】 以小鼠翻正反射消失 1min 以上为入睡标准。取 8 只小鼠，称重标号，随机分为给药组和对照组，给药组先由腹腔注射天麻水煎液 10g/kg，30min 后，由对侧腹腔注射戊巴比妥钠 25～30mg/kg；对照组只给戊巴比妥钠。比较给药组与对照组动物翻正反射消失的只数。

【实验结果】 见表 3-7。

表 3-7　天麻对小鼠入睡的影响

组别	动物数（只）	给予天麻剂量（g/kg）	入睡动物数/动物总数
对照组			
给药组			

【注意事项】

1. 每次实验前，都要预试，找出戊巴比妥钠的阈下剂量。

2. 天麻要预先蒸软或浸泡后再煎煮，使成分煎出完全。

【思考题】 结合本实验分析天麻的药理作用。

实验 8 人参对小鼠抗应激作用的影响

一、人参对小鼠耐缺氧能力的影响

【实验目的】 观察补益药人参对小鼠耐常压缺氧的作用。

【实验原理】 缺氧对机体是一种恶性刺激，可影响机体各种代谢，最终会导致机体心脏、脑等重要器官因供能不足而死亡。人参大补元气，有补益气血之功效，可提高机体的血氧利用率，降低机体耗氧量。同时人参可扩张血管（尤其是冠状动脉和脑部血管），改善微循环，增加供氧量，从而改善机体缺氧状态。本实验以小鼠在常压缺氧条件下呼吸停止死亡为指标，观察人参的耐缺氧作用。

【实验器材】 200ml 磨口玻璃瓶（带盖）、秒表、封口胶布、注射器、针头等。

【实验试剂】 人参水煎液 0.1g/ml、生理盐水、苦味酸溶液、凡士林、钠石灰等。

【实验动物】 小鼠。

【实验方法】 选取 20 只小鼠，随机分为对照组和给药组。给药组每只小鼠腹腔注射人参水煎液 0.3ml/10g，对照组每只小鼠腹腔注射等体积的生理盐水，给药后 30min 将小鼠放入盛有 15g 钠石灰的磨口玻璃瓶内（每瓶只放 1 只小鼠）；用封口胶布将瓶口封严，使之不漏气，立即计时。以呼吸停止为指标，观察小鼠因缺氧而死亡的时间。将实验结果进行统计学处理，比较各组差异。

【实验结果】 将小鼠的存活时间填入表 3-8。

表 3-8 人参对小鼠耐常压缺氧能力的影响

组别	剂量（mg/kg）	动物数（只）	存活时间（min）
对照组			
给药组			

【注意事项】

1. 瓶盖应注意密封以免漏气，否则会影响实验的结果。

2. 每个磨口玻璃瓶最好只放 1 只小鼠，以免互相扰动，影响实验结果。

3. 在保证实验结果的前提下，请尽量保证实验动物存活。

【思考题】

1. 人参对小鼠耐常压缺氧能力的影响及其机制是什么？

2. 本实验的影响因素有哪些？

二、人参对小鼠抗高温能力的影响

【实验目的】 观察补益药人参对小鼠耐高温的作用。

【实验原理】 环境高温属中医的热邪，热邪犯内可使机体各种代谢加强，耗损津血致阴虚，阴虚生内火则使体温升高。而动物体温持续高热近45℃时，体内各种酶（蛋白质）会变性失活从而导致脏腑功能衰竭，动物表现为呼吸、循环等功能停止而死亡。人参可大补元气、生津益血、营养脏腑，从而改善心脑等器官的生理功能，延长动物在高温环境中的存活时间，提高存活率。本实验以动物在高温环境中的存活百分率为指标，研究人参对小鼠耐高温的作用。

【实验器材】 恒温箱、秒表、注射器、针头等。

【实验试剂】 人参水煎液 0.1g/ml 等。

【实验动物】 小鼠。

【实验方法】 选取20只小鼠，随机分为对照组和给药组。给药组小鼠每只腹腔注射人参水煎液 0.3ml/10g，对照组每只腹腔注射等体积的生理盐水，给药后30min 将小鼠放入 45℃±1℃ 的恒温箱内，立即计时并密切观察。2h 后将小鼠取出，以呼吸停止为指标，统计给药组和对照组小鼠死亡数，计算各组存活率。结果进行统计学处理，比较各组差异。

【实验结果】 将小鼠的存活数和存活率填入表 3-9。

表 3-9 人参对小鼠耐高温作用的影响

组别	剂量（ml/kg）	动物数（只）	存活数（只）	存活率（%）
对照组				
给药组				

【注意事项】

1. 恒温箱的温度应保持恒定在 45℃±1℃，否则会影响实验结果。

2. 每次放入恒温箱内的小鼠数不宜过多。

【思考题】

1. 分析实验结果，并说明其意义。

2. 人参耐高温的原理是什么？

实验 9 鱼腥草对干酵母所致大鼠发热的解热作用

【实验目的】 学习用干酵母制作大鼠发热模型的方法，观察鱼腥草的解热作用。

【实验原理】 大鼠皮下注射酵母混悬液，先引起动物体温下降，然后明显升高，并持续较长时间，可以作为发热模型来观察具有清热功效中药的解热作用。

【实验器材】　注射器、针头、肛温表等。

【实验试剂】　1g/ml 鱼腥草注射液、20% 酵母混悬液、生理盐水、液体石蜡等。

【实验动物】　大鼠。

【实验方法】　取健康成年大鼠，测正常肛温（作为正常体温值）2 次，选用体温变化不超过 0.3℃ 的大鼠 4 只，称重、编号，随机分为 2 组。鱼腥草组大鼠腹腔注射鱼腥草注射液，生理盐水组大鼠腹腔注射生理盐水，给药体积为 1ml/100g 体重。给药后大鼠立即皮下注射 20% 酵母混悬液 1ml/100g 体重，注射酵母混悬液后 0.5、1、2、3、4、6、8、10、12h 分别测定各鼠体温 1 次，并且在注射酵母混悬液后 6h 时每组再给药 1 次。综合全实验室的结果，描绘出各组动物体温变化曲线（纵标为体温值，横坐标为时间），观察、比较药物的解热作用。

【实验结果】　将实验数据和结果填入表 3-10。

表 3-10　鱼腥草注射液对发热大鼠体温的影响

组别	动物数（n）	致热前体温（℃）		致热后不同时间体温（℃）								
		第 1 次	第 2 次	0.5h	1h	2h	3h	4h	6h	8h	10h	12h
生理盐水组												
鱼腥草组												

【注意事项】

1. 本实验宜在恒温、恒湿条件下进行，室温控制在 25℃±1℃。

2. 实验前最好对大鼠进行体温测定适应操作，动作应轻柔，尽量避免大鼠挣扎。

3. 应选用在 2～3h 内体温波动不超过 0.3℃ 的动物。

4. 酵母混悬液制备：称取干酵母，研磨，用蒸馏水配制，但必须临用前配制。

5. 本实验所需时间较长，如果学生实验课时间较短，发热动物可以选用家兔，致热剂可以用大肠杆菌菌液。

6. 测取肛温时，应将表头用液体石蜡润滑后再插入。

【思考题】

1. 大鼠皮下注射干酵母混悬液后，体温变化曲线如何？大鼠状态如何？该表现类似于人类哪种证候的表现？

2. 鱼腥草的解热作用有何特点？该药理作用如何与其清热解毒功效相联系？其作用机制可能是什么？

实验 10　"诃子解草乌毒" 配伍药效学实验

【实验目的】

1. 理解蒙医将草乌与诃子配伍的科学内涵。

2. 掌握小鼠心电图采集方法，理解心电图各波形的生理病理意义及心律失常时心电图的变化。

【实验原理】 草乌和诃子是蒙医经常使用的药材，由于草乌大毒，临床不宜生用，蒙医常用诃子配伍草乌或用诃子汤炮制草乌进行减毒。现代药理学研究表明诃子解草乌毒可能通过以下途径实现。

1. 诃子可减少草乌中毒性生物碱的吸收。

2. 诃子能上调CYP450表达，加速草乌有毒生物碱的体内代谢，起到减毒效果。

草乌主要表现为心脏毒性，可刺激迷走神经，导致心律失常；利用小动物心电图，采集草乌中毒前后，以及诃子与草乌配伍后心电图的变化，更好地理解草乌的毒性及草乌与诃子配伍后的解毒作用。

【实验器材】 BL-420生物机能实验系统、心电图采集系统、鼠板、灌胃针、注射器等。

【实验试剂】 生草乌粉末、诃子粉末、0.5%羧甲基纤维素钠溶液、1.5%戊巴比妥钠溶液等。

【实验动物】 小鼠。

【实验方法】

1. 草乌混悬液制备 准确称取生草乌粉末1.2g，溶于100ml 0.5%羧甲基纤维素钠溶液，得到12mg/ml生草乌混悬液，于4℃保存备用。

2. 草乌诃子混悬液制备 不同比例草乌诃子配伍研究发现，当草乌：诃子（质量比）为3：1时对心脏解毒作用最强，因此本实验采用草乌：诃子3：1配伍。

称取生草乌粉末1.2g，诃子粉末0.4g，溶于100ml 0.5%羧甲基纤维素钠溶液，得到草乌诃子混悬液，于4℃保存备用。

3. 取小鼠15只，随机分为3组，每组5只，分别灌胃给予生理盐水、草乌混悬液（0.12g/kg），草乌诃子混悬液（与草乌组等量草乌）。

4. 给药后将小鼠放置在鼠板上，打开BL-420生物机能实验系统，小鼠四肢连接电极，在软件操作界面选择"输入信号"—"通道"—"心电"，调试好仪器。

5. 给药后15、30min分别测量每组小鼠的心电图（为防止小鼠挣扎导致心电图结果不准确，在采集之前给予戊巴比妥钠麻醉小鼠），记录结果。

【实验结果】

1. 根据采集到的心电图结果，分析草乌中毒后心电图有何变化。

2. 结合心电图结果分析，草乌与诃子配伍后能否缓解草乌的心脏毒性？

【注意事项】

1. 采集心电图时，四肢的电极针要插到皮下，若插入肌肉，会有肌电的干扰，影响心电图结果。

2. 草乌属于大毒中药，请勿吞服，实验结束后应归还剩余药品。

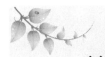

第四章　药理学设计性实验

第一节　药理实验设计概述

一、实验设计的目的和意义

药理学作为药学学科的专业课，是联系药学与医学的桥梁，主要研究药物与机体间相互作用的规律。一种化学物质，不论是源于自然界的天然产物，还是人工合成的化学物质，或者是生物工程获得的产物，若要成为能安全有效地应用于临床的药物，都必须首先经过大量的、极其严格的药理学实验研究。药理学实验课的目的在于通过实验，使学生掌握药理学实验的基本方法，了解获得药理学知识的科学途径。药学专业学生还要通过药理学实验，学习进行新药临床前药理研究的方法，如利用整体动物、病理模型动物、麻醉动物，以及生物体离体器官、组织、细胞、酶、受体等进行实验研究，在严格控制条件下，观察药物的作用、不良反应或体内过程，以及进行定量药理学（量效关系、时效关系）研究，对药物作用部位及药物作用机制进行分析，为开发新药、药物剂型改进等打下良好的基础。

通过药理学实验教学，还要培养学生对科学工作的严肃态度及严密的工作方法和实事求是的作风，并使学生初步具备客观地对事物进行观察、比较、分析的能力。

药理学实验设计是探索性实验的重要组成部分，开设实验设计课是实现知识、能力、素质三位一体教育模式的一种途径，也是实现培养"创新、创造、创业"三创人才的重要手段之一。在药理学实验教学中开展实验设计课，学生通过独立进行实验设计和实施，可对科研活动的基本程序和内容有一定的认识，充分发挥其主观能动性，提高创新意识和能力。

实验设计是药理学教学中不可或缺的内容，它对于学生灵活应用药理学基本知识和技能，培养学生的创新精神和能力具有重要的作用。因此在进行药理学实验设计教学前应对学生进行基本的药理学实验设计培训。

二、实验设计的概念、特点和分类

1. 实验设计的概念　将一组随机抽取的实验对象随机分配到两种或多种处理组，观察比较不同处理的效应，这种研究称为"实验研究"。

"实验设计"是为实验研究做的周密计划。

2. 实验研究的特点

（1）能有效地控制误差，节省人力、财力、物力，提高效率。

（2）研究者能人为地设置处理因素。

（3）受试对象接受何种处理及处理因素的水平是随机分配的。

3. 实验研究的分类

（1）动物实验：在动物身上进行的实验研究。

（2）临床试验：在临床患病人群中进行的研究。

（3）社区干预试验：在某地区所有人群中进行的研究。

三、药理学实验设计的基本原则

药理学实验设计的基本原则是进行实验设计的前提，也是在设计过程中必须要注意的问题，基本原则如下所示。

1. 随机原则　即应保证每个实验对象都有同等机会进入实验或接受某种处理，可采用编号抽签法、随机数字表和计算器的随机数字键实现随机化，尽量运用统计学知识来设计自己的实验，减少外在因素和人为因素的干扰。随机化是保证均衡性的重要手段。

2. 对照原则　即实验要设立对照，使得除实验因素外，对照组与实验组其余因素保持一致。只有通过对照的设立，我们才能清楚地看出实验因素在实验当中所起的作用。当某些处理本身夹杂着重要的非处理因素时，还须设立仅含该非处理因素的实验组为对照组。历史或中外对照组的设立——这种对照形式应慎用，其对比的结果仅供参考，不能作为推理的依据。常用的对照有空白对照、安慰剂对照、标准对照、实验对照、自身对照和历史对照等，多种对照形式可同时并存。

3. 重复原则　所谓重复原则，就是在相同实验条件下必须进行多次独立重复实验。一般认为重复 5 次以上的实验才具有较高的可信度。同时研究对象要有一定的数量，或者说样本量应足够。根据每个具体研究，可用不同的方法来进行样本量估计。

4. 平衡原则　一个实验设计方案的均衡性高低，关系到实验研究的成败。应充分发挥具有各种知识结构和背景的人的作用，群策群力，方可有效地提高实验设计方案的均衡性。在实验设计的过程中要注意时间分配，只有时间分配合理，才不会出现一段时间特别忙而一段时间特别闲的情况。

5. 弹性原则　所谓弹性，指的是在时间分配上留有空缺。适当的空缺是非常必要的，只有这样才能弹性地实施实验计划，并不断地调整自己的实验进度。对于实验动物数量选择上，考虑到实验动物的意外死亡等原因也应遵循一定的弹性原则，适当扩大实验动物数量。

6. 最经济原则　不论什么实验，都有其最优选择方案，包括资金的使用及人力、时间的损耗等，必要时可以预测一下自己实验的产出和投入的比值，这个比值越大越好，当然这是以实验者所拥有的实验条件作为基础的。

四、实验设计的基本要素

1. 处理因素　又称研究因素，一般是指外部施加的因素，确定处理因素时应注意：①抓住实验中的主要因素；②确定和控制非处理因素；③处理因素要标准化。

2. 受试对象　即研究的对象，一般有人、动物等。所选择的实验对象直接关系到实验实施的难度，以及他人对实验新颖性和创新性的评价。一个完整的实验设计中所需实验材料的总数称为样本量。最好根据特定的设计类型估计出较合适的样本量。样本过大过小都有弊端。

（1）人的选择：要注意患者和健康者的正确区分，诊断要明确，受试对象依从性要好。在选择患者时要考虑年龄、性别、职业及患者心理等因素的影响。同时要注意医学伦理学问题，在临床试验中必须尊重患者的权利，遵守必要的规范。

（2）动物选择：注意所选动物的种类、品系、年龄、性别、窝别、体重等。不同动物适于开展的实验不同，同时，不同动物对同一受试药物的反应也会有差异。因此，在进行实验设计前，要充分进行文献查阅工作选择合适的动物及品系。要充分重视动物福利问题，保证动物的基本福利。动物虽然是我们进行药理实验的工具，但也是具有生命的个体，严禁出现在实验过程中虐待动物等现象。只有在充分保证动物基本权利的前提下，才能获得良好的实验数据。

（3）其他受试对象包括动物或人的离体器官、细胞、细菌、病毒等。这部分受试对象是我们进行体外实验的重要研究工具，根据所进行的实验不同选择合适的受试对象。在微生物的选择上要特别注意所选微生物的来源、类别等问题。由于这部分受试对象中有一些对人体有害，因此，在实验中需要考虑实验人员的生物安全性问题，做好必要的个人防护。

3. 实验效应　实验因素取不同水平时在实验单位上所产生的反应称为实验效应。实验效应是反映实验因素作用强弱的标志，它必须通过具体的指标来体现。在实验效应的选择上应注意以下两点。

（1）正确选用观察指标来反映实验效应。一般实验指标通常分为定性指标和定量指标，由于定性指标通常带有实验人员的主观性，可能会影响到对结果的评价。因此要结合专业知识，尽可能多地选用客观性强的指标。在仪器和试剂允许的条件下，应尽可能多选用特异性强、灵敏度高、准确可靠的客观指标，定量指标能够灵敏、精确、客观地反映实验效应，如果可能应优先选用。对一些半客观（如读取 pH 试纸上的数值）或主观指标（对一些定性指标的判断上），一定要事先规定读取数值的严格标准，只有这样才能准确地分析自己的实验结果，从而极大提高实验结果的可信度。

（2）指标观察时应避免偏性，可采用单盲法或双盲法，以保证客观地反映实验效应。

五、常用的实验设计方法

1. 完全随机设计 将实验对象随机分配至两个或多个处理组进行实验观察，又称单因素设计、成组设计。

（1）优点：操作简单、应用广泛。

（2）缺点：效率低，只能分析单因素的效应。

（3）资料处理方法：t 检验、u 检验、方差分析、秩和检验、χ^2 检验等。

2. 配对（伍）设计 将受试对象配成对子或配伍组，以消除非实验因素的影响。配对设计又称随机区组设计，可分为自身配对和不同个体配对，配伍实际上是配对的推广。

（1）优点：所需样本数和效率均高于成组设计，而且很好地控制了混杂因素的作用。

（2）缺点：配对条件不宜满足。

（3）资料处理方法：配对 t 检验、u 检验、秩和检验、配伍组方差分析、配对四格表 χ^2 检验等。

3. 其他实验设计方法

（1）交叉设计：在配对设计基础上再加入时间因素，可分析不同阶段的效应。

（2）析因设计、拉丁方设计和正交设计等。

第二节 设计性药理实验内容

实验 1 药物与阿托品相互作用的研究

【实验目的】 学习研究药物相互作用的原理及作用位点寻找方法。

【实验原理】 受体学说是经典的药理学基础理论，药物之间的竞争关系有时被用于发现药物潜在的作用位点。阿托品是 M 受体拮抗剂，如果能阻断阿托品的作用则可以初步判断药物作用于 M 受体。

【实验器材】 离体器官生理记录仪、木槌、手术刀、手术剪、注射器、针头等。

【实验试剂】 0.1% 阿托品注射液、受试药物等。

【实验动物】 家兔。

【实验方法】

【实验结果】

【实验结论】

【课后作业】 受试药物可能是阿托品的拮抗剂，如何设计一个实验证明该药的这一药理学作用？实验设计中应包含以下几项内容：受试对象、给药方式、组别设置、实验方法及相应的检测指标。

实验 2 抗炎药物的药效学评价

【实验目的】 理解抗炎药物药效学评价的基本实验方法，并对某一化合物是否具有抗炎作用进行评价。

【实验原理】 炎症是机体正常的生理反应，但过度的炎症反应是很多疾病的诱因。炎症的发生通常伴有红、肿、热、痛，因此，以上病理反应是进行抗炎药物药效学评价的常用指标。

【实验器材】 计时器、注射器、针头等。

【实验试剂】 待测化合物、1% 二甲苯溶液、1% 乙酸溶液等。

【实验动物】 小鼠。

【实验方法】

【实验结果】

【实验结论】

【课后作业】　设计一个评价中药抗炎药物的体内试验，并证明该药通过影响体内下丘脑-垂体-肾上腺轴系统，最终调节体内肾上腺皮质激素的水平而产生抗炎作用。实验设计中应包含以下几项内容：受试对象类别、数量、给药方式、组别设置、实验方法及相应的检测指标。

实验 3　镇静催眠药的药效学评价

【实验目的】　掌握镇静催眠药评价的常规实验设计。

【实验原理】　镇静催眠药是通过抑制中枢神经系统的活动，进而引起外周一系列的生理反应，如嗜睡、自主活动减少等行为学改变。同时与其他镇静催眠药合用会产生协同作用。

【实验器材】　注射器、针头、计时器等。

【实验试剂】　受试药品、戊巴比妥等。

【实验动物】　小鼠。

【实验方法】

【实验结果】

【实验结论】

【课后作业】　评价某药具有镇静催眠的作用，并怀疑可能与巴比妥类药物具有协同作用，请设计一个体内药理实验证明这种协同作用。实验设计中应包含以下几项内容：受试对象、给药方式、实验试剂、组别设置、实验方法及相应的检测指标。

实验 4　强心药药效学实验设计及作用机制初探

【实验目的】　掌握体外强心药评价实验方法，以及作用机制的初步探讨。

【实验原理】　增强心肌收缩力、降低心肌耗氧量是治疗心力衰竭的治疗策略之一，该类药物的作用机制很多，很多药物通过影响心肌细胞内钙离子的浓度而产生心肌收缩的作用。

【实验器材】　斯氏灌流器、离体生理记录仪、乙二胺四乙酸、计算机等。

【实验试剂】　0.1mol/L 氯化钾溶液、受试药物等。

【实验动物】　青蛙。

【实验方法】

【实验结果】

【实验结论】

【课后作业】　某药被怀疑可能具有增强心肌收缩力的作用，而且该药的作用机制很可能与增强心肌细胞外的钙离子内流有关。如何设计一个体外试验证明该药的这一药理学作用，并且验证这一作用与增强胞外钙离子内流有关？实验设计中应包含以下几项内容：受试对象、给药方式、组别设置、实验方法及相应的检测指标。

实验 5　MTT 法对化疗药物的初筛

【实验目的】　掌握 MTT 法在抗肿瘤药物筛选中的应用。

【实验原理】　MTT 法又称 MTT 比色法，是一种检测细胞存活和生长的方法。其检测原理为活细胞线粒体中琥珀酸脱氢酶能够代谢还原 MTT，同时在细胞色素 c 的作用下，生成蓝色（或蓝紫色）不溶于水的甲䐶，甲䐶的多少可以用酶标仪在 570nm 处进行测定。在通常情况下，甲䐶生成量与活细胞数成正比，因此可根据光密度（OD）值推测出活细胞的数目。由于死细胞中不含琥珀酸脱氢酶，因此加入 MTT 不会有反应。MTT 法是评价化疗药物对于肿瘤细胞杀伤作用常规的实验方法之一。

【实验器材】　1640 细胞培养基（过滤除菌）、细胞培养箱、酶标仪、微量加样器等。

【实验试剂】　磷酸盐缓冲液、过滤除菌的 MTT 溶液（5mg/ml）等。

【实验细胞】　A549 细胞。

【实验方法】

【实验结果】

【实验结论】

【课后作业】　甲药物是治疗哮喘的药物，在应用于卵巢癌并发哮喘患者时，应用甲药物一段时间后发现其对于卵巢癌具有一定的抑制作用，因此怀疑甲药物对于卵巢癌细胞具有杀伤作用。请设计一个体外实验，来验证并检测甲药物的抗癌作用，实验设计中应包含以下几项内容：受试对象、给药方式、合适的剂量范围、组别设置、实验方法及相应的检测指标。

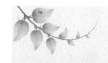

参考文献

常福厚, 韩瑞兰, 杨玉梅. 2010. 药理学实验 [M]. 北京: 北京大学医学出版社.

陈奇. 2005. 中药药效研究思路与方法 [M]. 北京: 人民卫生出版社.

李仪奎. 2006. 中药药理实验方法学 [M]. 2 版. 上海: 上海科学技术出版社.

马斌荣. 2006. 医学统计学 [M]. 4 版. 北京: 人民卫生出版社.

张均田, 杜冠华. 2012. 现代药理实验方法 [M]. 2 版. 北京: 中国协和医科大学出版社.

朱依谆, 殷明. 2016. 药理学 [M]. 8 版. 北京: 人民卫生出版社.

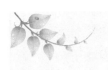

附　　录

附录1　实验动物常用非挥发性麻醉药的剂量

附表 1-1　实验动物常用非挥发性麻醉药的剂量

药物及常用的溶液浓度	剂量（mg/kg）						
	蛙	小鼠	大鼠	豚鼠	家兔	猫	犬
乌拉坦（20%～25%）	100（淋巴囊）	1000～1500（IP）	1000～1500（IP）	1000～1500（IP）	1000～1200（IV）	1200～1500（IP）	1000～1500（IP）
戊巴比妥钠（1%～4%）	45～50（IP）	40～50（IP）	40～50（IP）	25～30（IV）30～40（IV）（IP）	30～40（IV）30～40（IP）	25～30（IV）	40～50（IM）
硫喷妥钠（2%～4%）	20～30（IV）	30～50（IP）	20～30（IP）				
苯巴比妥钠（10%）	140～160（IP）	90～120（IV）	200（IM）				
氯醛糖＋乌拉坦（混合溶液含氯醛糖1%、乌拉坦7%）	氯醛糖65+乌拉坦450（IV 或 IP）	氯醛糖65+乌拉坦450（IP）					

附录 2　人和动物间按体表面积折算的
等效剂量比值（K）表

附表 2-1　人和动物间按体表面积折算的等效剂量比值（K）表

动物	等效剂量比值							
	小鼠 20g	大鼠 200g	豚鼠 400g	家兔 1.5kg	猫 2.0kg	猴 4.0kg	犬 12.0kg	人 70.0kg
小鼠 20g	1.0	7.0	12.25	27.8	29.7	64.1	124.2	387.9
大鼠 200g	0.14	1.0	1.74	3.9	4.2	9.2	17.8	56.0
豚鼠 400g	0.08	0.57	1.0	2.25	2.4	5.2	10.2	31.5
家兔 1.5kg	0.04	0.25	0.44	1.0	1.08	2.4	4.5	14.8
猫 2.0kg	0.03	0.23	0.41	0.92	1.0	2.2	4.1	13.0
猴 4.0kg	0.016	0.11	0.19	0.42	0.45	1.0	1.9	6.1
犬 12.0kg	0.008	0.06	0.10	0.22	0.23	0.52	1.0	3.1
人 70.0kg	0.0026	0.018	0.031	0.07	0.078	0.16	0.32	1.0

附录3　BL-420F 生物机能实验系统使用说明

BL-420F 生物机能实验系统是由我国自主研发的多路生物信号采集、显示、记录与处理功能的机能实验系统。该系统由计算机、系统硬件和系统软件三部分组成，具有血压、呼吸、张力、生物电（心电、肌电、脑电等）等多种生物信号的采集、显示、记录、处理等能力。该系统还具有电子刺激器的多种功能，是机能实验教学的主要仪器设备（附图 3-1）。

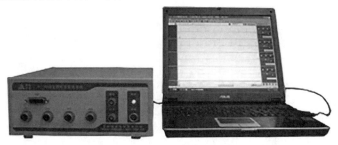

附图 3-1　BL-420F 生物机能实验系统组成

（一）系统安装

系统安装分为硬件安装与软件安装两部分，在使用系统之前，先将系统硬件通过 USB 接口与计算机相连，然后开启计算机，将系统软件安装光盘插入计算机光驱，并运行此光盘，按提示安装系统软件。系统安装成功后，在 Windows 操作系统桌面形成快捷启动图标。系统安装一般是由供应商的工程技术人员或实验室的专业技术人员完成的。

（二）系统操作

打开计算机进入 Windows 操作系统桌面，双击 BL-420F 系统快捷启动图标，即进入 BL-420F 系统软件主界面。

1. 系统主界面功能简介　BL-420F 生物机能实验系统主界面如附图 3-2 所示。

主界面从上到下依次是标题条、菜单条、波形显示窗口、数据滚动条及反演按钮区、状态条六部分；从左到右主要分为增益、标尺调节区，波形显示窗口和分时复用区三个部分。在增益、标尺调节区的上方是刺激器调节区，下方是 Mark 标记区。分时复用区包括控制参数调节区、显示参数调节区、通用信息显示区和专用信息显示区，它们分时占用屏幕右边相同的一块显示区，可以通过分时复用区顶端的四个切换按钮在这四个不同用途的区域进行切换。分时复用区下方是特殊实验标记选择区。各部分功能如下。

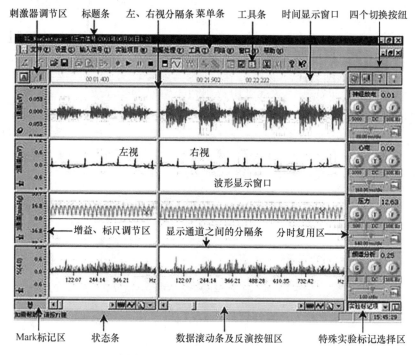

附图 3-2　BL-420F 系统软件主界面

（1）标题条：显示 BL-420F 软件的名称及实验标题等信息。

（2）菜单条：显示所有的顶层菜单项。共有 9 个顶层菜单项，可以选择其中的某一菜单项以弹出其子菜单。最底层的菜单项代表一条命令。见附图 3-3。

| 📁 | 文件(F) | 设置(S) | 输入信号(I) | 实验项目(M) | 数据处理(P) | 工具(T) | 网络(W) | 窗口(W) | 帮助(H) |

附图 3-3　菜单条

菜单操作的总原则如下。

1）当打开某一个顶层菜单项之后，会发现其中有一些菜单项以灰色浮雕方式显示，这种灰色浮雕方式显示的菜单项表示在当前的状态下这些菜单命令不能被使用。

2）当打开某一个顶层菜单项之后，可能会在该菜单的最下面发现两个向下指的黑色小箭头，表明该菜单中有一些不常用的命令被隐藏，这是 WinXP 的风格。如果想看见这个菜单中所有的命令项，只需将鼠标移动到这两个向下指的小箭头上，菜单将自动展开以显示这个菜单上的全部命令。

（3）工具条：共有 24 个工具条命令，是一些最常用命令的图形表示集合，它们使常用命令的使用变得方便与直观（附图 3-4）。

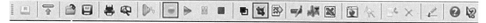

附图 3-4　工具条

工具条上一共有 24 个工具条按钮，也就是说它们代表着 24 条不同的命令。这些命令（从左向右）分别代表着系统复位、拾取零值、打开、另存为、打印、打印预览、打开上一次实验设置、数据记录、开始、暂停、停止等命令。

（4）刺激器调节区包括两个按钮：调节刺激器参数及启动、停止刺激。

（5）左、右视分隔条：用于分隔左、右视，也是调节左、右视大小的调节器。左、右视面积之和相等。

（6）时间显示窗口：显示记录数据的时间（数据记录和反演时）。

（7）切换按钮：用于在四个分时复用区中进行切换。

（8）增益、标尺调节区：在实时实验过程中调节硬件增益，在数据反演时调节软件放大倍数，以及选择标尺单位及调节标尺基线位置。

（9）波形显示窗口：显示生物信号的原始波形或数据处理后的波形，每一个显示窗口对应一个实验采样通道。

（10）显示通道之间的分隔条：用于分隔不同的波形显示通道，也是调节波形显示通道高度的调节器。

（11）分时复用区：包含控制参数调节区、显示参数调节区及通用信息显示区和专用信息显示区四个分时复用区域。这些区域占据屏幕右边相同的区域。

（12）Mark 标记区：Mark 标记区在软件窗口的左下方，位于增益、标尺调节区的下面，参见附图 3-5；用于存放 Mark 标记和选择 Mark 标记。Mark 标记在光标测量时使用。

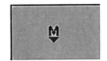

附图 3-5　Mark 标记区

（13）状态条：状态条用于显示提示信息、键盘状态及系统时间等，参见附图 3-6。

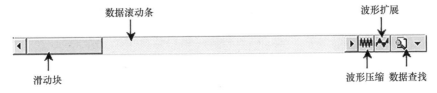

附图 3-6　状态条

状态条从左到右分为 3 个部分，它们分别是提示信息显示区、键盘状态显示区和系统时间显示区。

（14）数据滚动条及反演按钮区：数据滚动条及反演按钮区在软件主窗口通道显示窗口的下方，参见附图 3-7。

附图 3-7　数据滚动条及反演按钮区

在软件中，波形曲线可以在左、右视中同时观察。在左、右视中各有一个数据滚动条和反演按钮区，它们的功能基本相同。

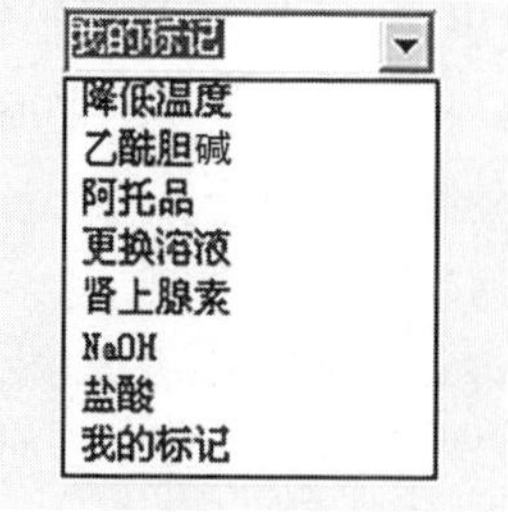

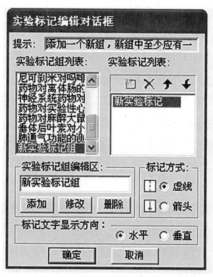

附图 3-8　实验标记编辑组合框

（15）特殊实验标记选择区：特殊实验标记选择区包括实验标记编辑组合框和打开实验标记编辑对话框两个项目。

实验标记编辑组合框的功能非常强大，既可以从中选择已有的实验标记，也可以按照自己的需要随时输入，然后按"Enter"键确认新的输入，新的输入自动加入标记组中，参见附图 3-8。

如果某个实验模块本身预先设置有特殊实验标记组，那么，当选择这个实验模块时，实验标记编辑组合框就会列出这个实验模块中所有预先设定的特殊实验标记。

单击打开实验标记编辑对话框按钮，将弹出"实验标记编辑对话框"。操作者可以在这个对话框中对实验标记进行预编辑，包括增加新的实验标记组，增加或修改新的实验标记；操作者可以直接从中选择一个预先编辑好的实验标记组作为实验中添加标记的基础，选择标记组中所有的实验标记将自动添加到特殊实验标记编辑组合框中（附图 3-9）。

附图 3-9　实验标记编辑对话框

1）特殊实验标记组的添加、修改和删除由对话框中的三个对应功能按钮完成，它们分别是添加、修改和删除按钮。下面对它们做详细介绍。

A. 添加：添加按钮用于添加一组新的特殊实验标记组，当按下添加按钮后，将在实验标记组列表的最下方出现一个"新实验标记组"选项，并且该新实验标记组以蓝底白字形式显示，表示它为当前选中的实验标记组。同时在实验标记列表中自动为该实验标记组添加一个名为"新实验标记组"的新标记，因为在每个实验标记组中至少需要一个特殊实验标记。此时，在实验标记组编辑区中也显示"新实验标记组"，操作者可以在编辑区中改变实验组的名称，然后按修改按钮生效。

B. 修改：使修改后的特殊实验标记组的组名修改生效。

C. 删除：操作者应谨慎选择实验标记组，因其包括内部的所有实验标记，一般而言，不要轻易使用该命令。

2）特殊实验标记组组内标记的编辑将在实验标记列表框中全部完成，实验标记列表框是一个特殊的列表框，它不仅具有普通列表框的列举数据功能，同时还具有在列表框中加入新列表数据、修改和删除列表数据等功能，其功能非常强大。在该列表框第一个列举数据项的顶部，一共有 4 个功能按钮。它们依次是添加、删除、上移和下移功能按钮。下面对每一个功能进行详细描述。

A. 添加按钮用于在数据列表框中添加一个列表数据项，它在这里的作用是添加一个组内特殊标记。当操作者选择添加按钮后，在实验标记列表框最后一行将出现一个空白的编辑框，并且其中有一个文本编辑光标在闪动，表示操作者现在可以编辑这个新添加的特殊实验标记。

B. 删除按钮用于删除列表框中的一个列表数据项，操作者只需选择要删除的特殊标记，当前选择的特殊标记以蓝底白字形式显示，然后按下删除按钮即可删除该特殊标记。

C. 上移按钮将当前选择的特殊标记上移一个位置。这个按钮和下面讲的下移按钮一起可以对实验标记组内的特殊标记列表顺序进行重新排列，操作者可以将这个实验组中常用的实验标记排列在列表的上面，不常用的实验标记则排列在列表的下面。

D. 下移按钮将当前选择的特殊标记下移一个位置。

在实验标记编辑组合框中除了这些显式的命令按钮之外，还有一些隐藏的功能。例如，操作者想要修改标记组内的某个特殊实验标记，只需在该实验标记上双击鼠标左键，该实验标记所在的列表项将变成一个文本编辑框，此时，操作者可以在这个文本编辑框中对该特殊实验标记进行修改，修改完成后，用鼠标左键在实验标记列表框中空白处单击鼠标左键，文本编辑框消失，本次修改生效。

当操作者修改完所有特殊实验标记之后，如果按"确定"按钮，那么其进行的新修改将被保存到硬盘上的 label.txt 文件中，下次实验时，这些新修改都将生效；如果操作者选择"取消"按钮，那么其所进行的新修改不会存储到硬盘上，这些修改将不生效。按"确定"按钮的另一项功能是将操作者选择的特殊实验标记组添加到特殊实验标记选择区中。

2. 系统具体操作

（1）调零、定标：为了消除生物信号放大器正常范围内的直流零点偏移，在实验开始之前需要调零。

定标是为了确定引入传感器的非电生物信号和该信号通过传感器后转换得到的电压信号之间的一个比值。通过该比值，我们就能计算传感器引入的非电生物信号的真实大小。故实验前同样需要定标。

调零、定标工作一般由实验室技术人员完成。其详细操作步骤可参见菜单条中的帮助菜单。

（2）实验参数设置：开机进入主界面后，根据实验要求，通过以下方式之一，设置实验参数，进行实验。

1）点击菜单条中"文件"菜单下的"打开上次实验配置"命令，计算机自动把实验参数设置成与前次实验完全相同。

2）点击菜单条中"输入信号"菜单，根据实验要求，选择每一通道的信号类型，系统将根据信号类型自动设定实验参数。

3）点击菜单条中"实验项目"菜单，根据实验要求选择下拉菜单的模块，系统将自动设置该实验所需的各参数，并将自动数据采样，直接进入实验状态。

（三）注意事项

1. 使计算机保持良好的接地。良好的接地是消除电源噪声干扰、获得高质量信号波形的有效方法之一。

2. 由于该系统是实时数据采集与处理系统，因此，在实验过程中，不要使用其他应用软件和因特网，以免占用处理器有效时间，使处于数据采集过程的系统出现问题。

3. 在系统进行数据采集和处理时，不要启动其他实时监视程序和屏幕保护程序及高级电源管理程序等。

4. 计算机是数据采集与处理系统中重要的组成部分，因此，未经允许，不得随意改动计算机系统设置。

5. 为防止计算机病毒对计算机的侵害，未经允许严禁自带软盘上机操作，并严禁在开机的状态下，插入或拔出计算机各接口连线。